医療秘書教育全国協議会　編

新 医療秘書実務シリーズ

3

# 三訂 医療情報管理

野田雅司・伊藤敦子　共著

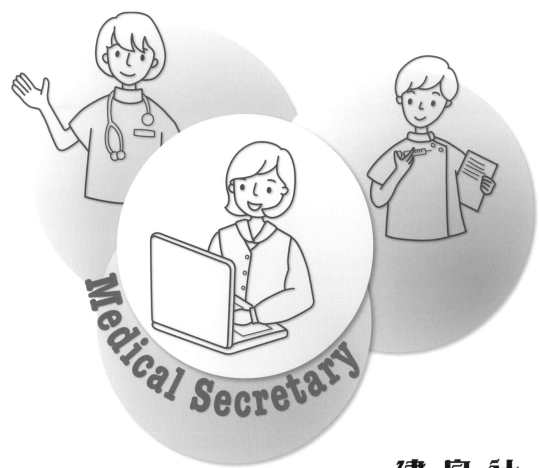

Medical Secretary

建帛社

KENPAKUSHA

# 新 医療秘書実務シリーズ刊行にあたって

　本シリーズは1993〜1994年に初版を刊行し，2001〜2003年に改訂版を刊行した。その後の保健医療制度・行政を概観すると以下のようなトピックが挙げられる。

- 窓口負担3割引き上げ（03年）
- 新医師臨床研修制度導入（04年）
- 医療制度改革大綱（05年）
- 診療報酬の大幅マイナス改定（06年）
- 後期高齢者医療制度スタート（08年）
- 医師事務作業補助者の配置（08年）

　また，7：1看護師体制による看護師不足，DPC（診断群分類）適用，医師の事務作業負担の軽減化を目途に2008年に導入された「医師事務作業補助者」制度をはじめ，高度先進医療技術の導入，高齢者医療への対応，患者へのサービス向上，医療事故対応，地域医療福祉連携など，現今の病院・医療施設の取り組むべき課題は増加の一途である。

　従来，医療事務といえば，単に窓口の処理業務程度にしか考えられない面があったが，近年は，病院IT化の進展に伴う電子カルテによるレセプト事務作業の近代化等により，医療秘書・医療事務職に求められる能力に期待が高まりつつある。病院によっては，「医師事務作業補助者」のグループをつくり病院経営に大きく貢献しているところもある。

　一部に「医療崩壊」が喧伝される状況のなか，医事担当者がもつ統計データ，諸制度・施設基準等に関する知識，病院運営と管理に関する経験とノウハウを活用することは，今や病院の経営戦略に必須である。

　医療秘書・医療事務職の体系的な教育に日本で最初に取り組んだ医療秘書教育全国協議会の会員校は現在142校，賛助会員は41企業・団体にのぼる。上記のような医療業界の変化に対応した新しい実践テキストの刊行が切に望まれていたところである。

　この度，医療秘書・医療事務職の業務と教育に深い理解をおもちの各専門分野の諸先生が，「新 医療秘書実務シリーズ」を編纂されたことは，まことに時宜を得たもので，医療秘書養成諸学校の教員各位ならびに学生にとってたいへん意義深いものであると考える。

　また，保険医療機関の現場で指導に当たる方々，現場での業務に日々携わっておられる実践家の皆様にもおおいに役立つテキストと信じている。

　執筆に当たられた諸先生方の労を多とし，併せて新シリーズ刊行にご尽力された協会事務局ならびに出版に携わられた建帛社に御礼申し上げるしだいである。

2012年1月

医療秘書教育全国協議会検定試験委員長
学校法人 大阪滋慶学園　常務理事

橋 本 勝 信

# 三訂版刊行にあたって

「10年後にスマートフォンはなくなっている！」といったら皆さんはどう思われるだろうか？

4G（第4世代移動通信システム）により動画などの大容量コンテンツ配信が普及したが，5G（第5世代移動通信システム）は4Gと比べ，理論上最大約100倍の高速通信が可能となり，IoT（Internet of Things）による技術革新と相まって，爆発的な変化の可能性をもっている。

5Gにより通信速度が速くなれば，端末本体のCPU（Central Processing Unit）ではなく，サーバやクラウドが処理を行い，その結果をモバイル端末に伝達する。モバイル端末のディスプレイは，スマートグラスのようなメガネ型やコンタクトレンズ，または直接眼球に情報を出力することも将来可能であると考えられている。入力デバイスは音声やジェスチャーなどで，AI（人工知能）がそれらの補助的機能を担う。6G（第6世代移動通信システム）が導入されるであろう2030年代にはさらなる発展が予想されている。

高速通信とAI，IoTなどのテクノロジーの発展は，人間の仕事の代替を加速し，さまざまな職種がなくなるといわれているが，テクノロジーとは「人間の能力を拡張するもの」である。例えば，メガネは視力を拡張し，自動車は移動能力，センサーは感覚，パソコンとスマートフォンは認知を拡張している。テクノロジーが人間の能力拡張を担うものである以上，テクノロジーが人間の仕事を代替あるいは高度化，多様化していく未来は必然といえる。

クリエイティブでチャレンジ旺盛な人は，これらのテクノロジーを駆使して新しい何かをつくり出しており，YouTuberやドローンパイロット，エバンジェリストなど数年前にはなかった職種が続々と出現してきている。

「テクノロジーを使い，新しい価値（仕事）を創造する準備はできていますか？」

「最新のつくられた仕事を担う準備はできていますか？」

AI，IoTの発展をおそれず，急速な業務の高度化に対応すべく，「ワクワク，ドキドキ」しながら，今から私たちができることを少しでも早く準備することが大切である。

三訂版では，AIやIoT医療に関する項目を多く取り入れた。とくにAIを導入したことにより期待できること，IoTの利用による新システム，遠隔医療などについて最新の情報を書き加えた。高速通信とAI，IoTを活用した日本の医療は，今，大きく変わ

ろうとしている。このような時代に新しい知識や技術を学ぶ将来の医療従事者のために本書を届けたいと思う。

2021 年 9 月

執筆者を代表して　野 田 雅 司

　2011年3月11日の東日本大震災では，多くの病院や診療所，薬局などの医療機関が，大規模な津波による被災で，患者のカルテが泥をかぶり，また敷地内の倉庫に保管していた古いカルテも流失した。さらに電子カルテを導入している医療機関では，サーバー室が津波にのまれ，患者の過去の診療情報が消失する事態が発生した。医療機関における災害などによる医療情報の減失などへの対策の必要性が，医療の情報化を進めていくうえでこれまで以上に広く認識されるようになってきた。

　震災前は，「カルテなどの情報は院内で管理」「電子カルテの目的はペーパーレスとフィルムレス」「電子カルテの機能はどれも同じだからなるべく安価なものが良い」「バックアップを行うことは面倒である」などと考えられ，それに準じた管理体制をとる医療機関が多かったが，震災後は，「バックアップデータは病院外にも保存」「停電時に備えてバッテリーや自家発電機なども必要」「トラブル時の対応の良い会社が良い」「定期的なバックアップは必要である」などと，これまでの医療情報の管理のあり方ではデータを安全に保管できないと認識を改めた医療機関が増加し，その結果，紙カルテのデメリットや病院単体の電子カルテシステムの欠点について各地で検証が行われ，診療情報の共有化を目的とした地域医療ネットワークシステムや「クラウド」を利用した電子カルテシステムの導入などが加速してきている。

　医師の業務環境も変化してきた。ネットワーク化した医療システム導入については，医師の事務業務の負担が増加することもあり，医師の代わりに医師の事務業務を行う医師事務作業補助者（医療クラークまたは医療秘書）の必要性がより高まってきた。医師事務作業補助者とは，医師本来の診療業務に専念してもらうこと，また医師の労働環境を改善するだけでなく生産性をも向上させる効果をもたらす専門知識をもった人材のことで，必要とされる能力は，「医師に代わり電子カルテの入力ができる」「診断書や診療情報提供書などの文書作成を代行して書くことができる」「患者接遇能力，コミュニケーション能力がある」などである。診療報酬が改定され，医師事務作業補助体制加算が評価されたこともあり，医療機関では，今後，医師の事務業務を軽減することを目的に，医師事務作業補助者の活躍が期待されている。

　本書は，基礎から医療情報を学ぶ人のための「病院情報システム」の分野と医師事務作業補助者に一番必要とされる「文書作成」を効率的に学べることをねらいとして執筆・編集を行った。

本書を学習することにより，医師不足により地域医療の崩壊や病棟の減少，診療科の閉鎖など深刻な事態を迎えている日本の医療において，医師の事務業務の軽減，さらには病院の医師確保と定着に重要な役割を担う専門知識をもつ人材が育成されることを願い，序としたい。

　2013 年 1 月

執筆者を代表して　野 田 雅 司

# 目　　次

# 医療にかかわるさまざまなシステム

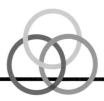

# 医師事務作業補助者の文書作成

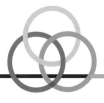

## Chapter 7　　　SOAP 形式によるカルテの代行入力　103

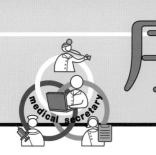

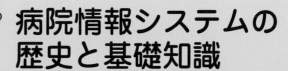

序 病院情報システムの
歴史と基礎知識

病院情報システム
電子化の流れ ①

## ① 病院情報システム発展の推移

　1970年代以降の，病院業務処理現場におけるさまざまな要求に対する技術革新の歴史を図に示した。

　コンピュータやインターネットなどの医療分野以外の技術や性能の飛躍的な進歩が，病院情報システムの開発と連動して発展してきたといえる。

　特に，電子カルテシステムは，これまで個々で機能してきた部門別システムやオーダリングシステムを結びつけ，病院全体を一つのトータルなシステムとしてとらえることを可能とするとともに，各種データが電子化されることにより，新たな利便性や新システムの創出が今後，期待できる。

| 1960年代 | （手作業） | |
|---|---|---|
| 1970年代 | 部門別システム | ●医事システム，検査システム，放射線検査システムなど。<br>＊医事システムのレセプト作成にみられるように業務の省力化を実現。 |
| 1980年代 | オーダリングシステム | ●発生源入力データ（医師が入力）を病院内ネットワークにより薬剤部門や検査部門などにオーダ伝達，そして結果参照が行える。<br>＊業務の効率化を実現。カルテは紙媒体で搬送が必要。 |
| 1990年代 | 電子カルテシステム | ●データ発生源と各部門間を結ぶとともに，病院全体をネットワークで連結。<br>＊カルテは完全にデータ化され，インフォームドコンセントや情報開示などにも活用。医療の質向上にも通じる。 |
| 2000年代<br>（現在・将来） | 〈新たな利便性や<br>新システムの創出〉 | ●病診連携，地域連携，遠隔医療，生涯電子カルテなど。<br>＊各種データの電子化→幅広い情報の共有化へ。 |

図　病院情報システム電子化の流れ

## 2 病院情報システムの電子化にかかわる国の施策

　病院情報システムは，電子カルテシステムを中心に急速に IT（information technology，情報技術）化，または ICT（infomation and communication technology，情報通信技術）化が進んでいる。その背景には，情報通信の電子化を推進しようとする国の政策がある。2000（平成 12）年以降の国の政策の動向をみておこう。

### 1）「情報通信技術戦略本部」の設置 〔2000（平成 12）年 7 月〕

　政府は，IT 改革を推進するため「情報通信技術戦略本部」（初期の IT 戦略本部）を内閣に設置し（本部長：首相，メンバー：関係省庁の閣僚），その下に「IT 戦略会議」（メンバー：民間有識者）を設けた。そして同会議は，同年「IT 基本戦略」を策定し発表した。

### 2）「IT 基本戦略」の策定と公表〔2000（平成 12）年 11 月〕

　IT 基本戦略では，下記のような基本方針が示された。

> 　我が国は，21 世紀を迎えるにあたって，すべての国民が情報技術（IT）を積極的に活用し，かつその恩恵を最大限に享受できる知識創発型社会の実現に向けて，既存の制度，慣行，権益にしばられず，早急に革命的かつ現実的な対応を行わなければならない。超高速インターネット網の整備とインターネット常時接続の早期実現，電子商取引ルールの整備，電子政府の実現，新時代に向けた人材育成等を通じて，市場原理に基づき民間が最大限の活力を発揮できる環境を整備し，我が国が 5 年以内に世界最先端の IT 国家となることを目指す。
> （＊アンダーラインは，重点政策分野を示している。）

　また，基本理念の基本戦略のなかで，めざすべき社会の具体的な社会像の一つとして，医療・介護について下記のように記している。

> 　医療・介護：在宅患者の緊急時対応を含め，ネットワークを通じて，安全に情報交換ができ，遠隔地であっても質の高い医療・介護サービスを受けることができる。

### 3）「高度情報通信ネットワーク社会形成基本法（IT 基本法）」の成立〔2000（平成 12）年 11 月〕

　IT 基本法は，下記を目的とし成立された。これは IT 基本戦略と同様のものである。

> 　情報通信技術の活用により世界的規模で生じている急激かつ大幅な社会経済構造の変化に適確に対応することの緊要性にかんがみ，（一部省略）高度情報通信ネットワーク社会の形成に関する施策を迅速かつ重点的に推進することを目的とする。

4）「高度情報通信ネットワーク社会推進戦略本部（IT戦略本部）」を設置〔2001（平成13）年1月〕

IT基本法を推進するため，IT戦略本部が内閣に設置された。なおこれは，1）で触れた戦略本部と戦略会議が統合されたものである。

IT戦略本部は，IT基本法に基づき，日本の国家戦略としての「e-Japan戦略・e-Japan重点計画」を策定していくことになる。

5）「保健医療分野の情報化にむけてのグランドデザイン−最終提言」，別冊として「情報化にむけてのアクションプラン−最終提言」を厚生労働省が発表〔2001（平成13）年12月〕

電子カルテの普及目標が以下のように示された。

① 2004（平成16）年までに全国の二次医療圏（複数市区町村単位圏）ごとに少なくとも一施設は電子カルテの普及を図る。

②電子カルテ普及の際は，地域医療支援病院，臨床研修指定施設またはその地域で中心的な役割を果たしている病院などの地域連携診療の核となるような医療施設が電子カルテを導入するよう推進する。

③ 2006（平成18）年までに全国の400床以上の病院および全診療所の6割以上に普及を図る。

6）e-文書法成立〔2004（平成16）年11月〕

「民間事業者等が行う書面の保存等における情報通信の技術の利用に関する法律」と「民間事業者等が行う書面の保存等における情報通信の技術の利用に関する法律の施行に伴う関係法律の整備等に関する法律」の2法を総称して，「e-文書法」あるいは「電子文書法」とよばれる。

民間事業者などに対して法令で課せられている書面（紙）による保存などに代わり，電磁的記録による保存などを行うことを容認する法律。本法により，スキャニングによる電子化を含めほとんどの文書の電子化が可能となった。

7）「医療情報システムの安全管理に関するガイドライン」公表〔2005（平成17）年3月〕

これまでに出された通知やガイドラインの内容を集大成したもの。電子保存の要求事項や診療録をスキャナなどにより電子化して保存する場合などについての指針を提示した。以降，毎年版を重ね，2021（令和3）年1月には第5.1版が提示されている。

8）「医療・健康・介護・福祉分野の情報化グランドデザイン」（新グランドデザイン）を厚生労働省が発表〔2007（平成19）年3月〕

医療・健康・介護・福祉分野において情報化が進められた将来のあるべき姿，2006（平成18）年度からおおむね5年間のアクションプランを示す，「医療・健康・介護・福祉分野の情報化グランドデザイン」を取りまとめた。

9）「レセプトオンライン請求義務化」スタート〔病院（400 床以上）から順次〕〔2008（平成 20）年 4 月〕

　　レセプトオンライン請求義務化は，2006（平成 18）年 4 月厚生労働省令「療養の給付，老人医療及び公費負担医療に関する費用の請求に関する省令の一部を改正する省令」を受けたもので，2008（平成 20）年 4 月から段階的に施行された。2011（平成 23）年 4 月から原則すべて義務化となった。

10）医師事務作業補助体制加算の新設（医科診療報酬点数表）〔2008（平成 20）年 4 月〕

　　法改正により「医師事務作業補助体制加算」が新設され，その業務範囲として医師の指示の下での①診断書などの文書作成補助，②診療記録への代行入力などが示された。これは電子カルテを強く意識した一面を含むものといえる。

11）医師事務作業補助体制加算に関する施設基準の緩和〔2010（平成 22）年 4 月〕

　　法改正に伴う「基本診療料の施設基準等」の見直しが行われ，医師事務作業補助者が実際に勤務する場所に関して次のように定められた。

　　医師事務作業補助者が実際に勤務する場所については，業務として医師の指示に基づく医師の事務作業補助を行う限り問わないことから，外来における事務補助や，診断書作成のための部屋等における勤務も可能である。

12）医師事務作業補助体制加算に関する施設基準の緩和〔2012（平成 24）年 4 月〕

　　法改正に伴う「医師事務作業補助体制加算」において「30 対 1・40 対 1 補助体制加算」の新設および「50 対 1 補助体制加算」の算定要件が緩和され，医師事務作業補助者の人員配置に応じたきめ細かな評価となった。

13）「医療情報を受託管理する情報処理事業者における安全管理ガイドライン（第 2 版）」経済産業省〔2012（平成 24）年 10 月〕

　　「医療情報を受託管理する情報処理事業者向けガイドライン」から改称。

　　システムの共同利用のための仮想化に対応。厚生労働省・総務省のガイドラインとの整合性確保。

14）「医療情報を受託管理する情報処理事業者向けガイドライン（第 2 版）」経済産業省〔2012（平成 24）年 10 月〕

　　「医療情報を受託管理する情報処理事業者における安全管理ガイドライン（第 2 版）」の参考資料。「医療情報システムの安全管理に関するガイドライン（第 4 版・第 4. 1 版）」に合わせて改定された。

15）「医療情報システムの安全管理に関するガイドライン 第 4. 2 版」厚生労働省〔2013（平成 25）年 10 月〕

　　調剤に関する外部保存，災害等の非常対応が追加された。

16) 「厚生労働省の所管する法令の規定に基づく民間事業者等が行う書面の保存における情報通信の利用に関する省令(e-文書法・厚生労働省令)」改正〔2016(平成28)年3月〕

　　処方せんの電磁的記録による保存，作成，交付が可能となった。

17) 「電子処方せんの運用ガイドラインの策定について」〔2016(平成28)年3月〕

　　厚生労働省において，電子処方箋の円滑な運用や地域医療連携の取り組みを進め国民がそのメリットを享受できるようにガイドラインが策定された。2020(令和2)年4月には「電子処方箋の運用ガイドライン第2版」が公表されている。

18) 「医療情報システムの安全管理に関するガイドライン 第4.3版」厚生労働省〔2016(平成28)年3月〕

　　「電子処方せんの運用ガイドライン」を踏まえ改正された。

19) 「個人情報保護に関する法律(個人情報保護法)」改正施行〔2017(平成29)年5月〕

20) 「医療・介護関係事業における個人情報の適切な取扱いのためのガイダンスについて」厚生労働省〔2017(平成29)年5月〕

　　「個人情報保護法」および「マイナンバー法」の改正を踏まえ改正された。2020(令和2)年10月には一部改正された。

21) 「医療情報システムの安全管理に関するガイドライン 第5版」厚生労働省〔2017(平成29)年5月〕

　　サイバー攻撃や医療連携および「改正個人情報保護法」等を踏まえ改正された。これは医療機関等を対象とするサイバー攻撃の多様化・巧妙化に対応したものである。また地域医療連携や医療介護連携等の推進，すべてのモノがインターネットにつながるIoT(internet of things)等の新技術やサービス等の普及へ対応したものである。

22) 「クラウドサービス事業者が医療情報を取り扱う際の安全管理に関するガイドライン第1版」総務省〔2018(平成30)年7月〕

　　クラウドサービスの多様化や，それを支える技術の進展，各種の法令等の改正等の背景を統合改訂。

# 電子カルテに関する法的要件 2

## 1 従来型診療録（カルテ）に関する法的要件

　　電子カルテに関する法的要件は，従来型の紙媒体による診療録（カルテ）の法的要件を踏まえている。従来型診療録の法的要件の要点を表に示した。

表　従来型診療録（カルテ）に関する法的要件

| 項　　目 | 根拠となる法律 | 内　　容 |
|---|---|---|
| 診療録の記載および保存 | 「医師法」（第24条） | 1．医師は，診療をしたときは，遅滞なく診療に関する事項を診療録に記載しなければならない。<br>2．前項の診療録であって，病院又は診療所に勤務する医師のした診療に関するものは，その病院又は診療所の管理者において，その他の診療に関するものは，その医師において，5年間これを保存しなければならない。 |
| 診療録の記載事項 | 「医師法施行規則」（第23条） | 診療録の記載事項は，下記の通りである。<br>1．診療を受けた者の住所，氏名，性別及び年齢<br>2．病名及び主要症状<br>3．治療方法（処方及び処置）<br>4．診療の年月日 |
| 診療録の保存，記載 | 「保険医療機関及び保険医療養担当規則」（第9条，22条） | （帳簿等の保存）第9条<br>保険医療機関は，療養の給付の担当に関する帳簿及び書類その他の記録をその完結の日から3年間保存しなければならない。ただし，患者の診療録にあっては，その完結の日から5年間とする。<br>（診療録の記載）第22条<br>保険医は，患者の診療を行った場合には，遅滞なく，様式第一号又はこれに準ずる様式の診療録に，当該診療に関し必要な事項を記載しなければならない。 |
| 診療に関する諸記録 | 「医療法施行規則」（第20条） | （10）　診療に関する諸記録は，過去2年間の病院日誌，各科診療日誌，処方箋，手術記録，看護記録，検査所見記録，X線写真，入院患者及び外来患者の数を明らかにする帳簿並びに入院診療計画書とする。 |

# 2 電子カルテに関する法的要件の整備過程

## （1）「診療録等の記載方法について」〔1988（昭和63）年　厚生省健康政策局通知〕

　　　診療録は，ワードプロセッサーなど（いわゆるOA機器）により作成することができるとされた。

## （2）「エックス線写真等の光磁気ディスク等への保存について」〔1994（平成6）年　厚生省健康政策局長通知〕

　　　X線写真などに代わって，光磁気ディスクなどの電子媒体に保存しても差し支えないとされた。過去にも同様の内容の通知が出されていたが，診療録の電子媒体による保存の可否については明らかにされておらず，診療録の電子保存が成文化されるようになったのは，1999（平成11）年以降の次頁の通知からとなる。

## （3）「診療録等の電子媒体による保存について」〔1999（平成11）年　厚生省健康政策局長等通知〕

　　この通知は規制緩和の一環であり，電子媒体に保存したい施設が自己責任において実施することを妨げないことを確認するものであった。したがって，この通知は電子媒体による保存を義務づけたものではない。

　　紙媒体により保存する場合には，従来どおりの取り扱いをするものとされた。

---

「診療録等の電子媒体による保存について」（厚生省健康政策局長等よりの通知）


記


1　電子媒体による保存を認める文書等
（1）医師法（昭和23年法律第201号）第24条に規定されている診療録
（2）歯科医師法（昭和23年法律第202号）第23条に規定されている診療録
（3）保健婦助産婦看護婦法（昭和23年法律第203号）第42条に規定されている助産録
（4）医療法（昭和23年法律第205号）第21条，第22条及び第22条の2に規定されている診療に関する諸記録及び同法第22条及び第22条の2に規定されている病院の管理及び運営に関する諸記録
（5）歯科技工士法（昭和30年法律第168号）第19条に規定されている指示書
（6）薬剤師法（昭和35年法律第146号）第28条に規定されている調剤録
（7）救急救命士法（平成3年法律第36号）第46条に規定されている救急救命処置録
（8）保険医療機関及び保険医療養担当規則（昭和32年厚生省令第15号）第9条に規定されている診療録等
（9）保険薬局及び保険薬剤師療養担当規則（昭和32年厚生省令第16号）第6条に規定されている調剤録
（10）歯科衛生士法施行規則（平成元年厚生省令第46号）第18条に規定されている歯科衛生士の業務記録

2　基準
　　法令に保存義務が規定されている文書等に記載された情報（以下「保存義務のある情報」という。）を電子媒体に保存する場合は次の3条件を満たさなければならない。
（1）保存義務のある情報の真正性が確保されていること。

---

○故意または過失による虚偽入力，書換え，消去及び混同を防止すること。

○作成の責任の所在を明確にすること。

（2）保存義務のある情報の見読性が確保されていること。

○情報の内容を必要に応じて肉眼で見読可能な状態に容易にできること。

○情報の内容を必要に応じて直ちに書面に表示できること。

（3）保存義務のある情報の保存性が確保されていること。

○法令に定める保存期間内，復元可能な状態で保存すること。

3　留意事項

（1）施設の管理者は運用管理規定を定め，これに従い実施すること。

（2）運用管理規定には以下の事項を定めること。

1．運用管理を総括する組織・体制・設備に関する事項

2．患者のプライバシー保護に関する事項

3．その他適正な運用管理を行うために必要な事項

（3）保存されている情報の証拠能力・証明力については，平成8年の高度情報通信社会推進本部制度見直し作業部会報告書において説明されているので，これを参考とし十分留意すること。

（4）患者のプライバシー保護に十分留意すること。

## （4）「診療録等の保存を行う場所について」〔2002（平成14）年　厚生労働省医政局長，保険局長通知〕

この通知によりネットワークなどの利用による診療録などの外部保存が可能になった。

「電子媒体により保存された記録等については，作成した病院又は診療所以外の場所における保存（外部保存）を行う場合であっても，ネットワーク等を利用することにより，必要に応じて直ちに利用することが技術的に可能となっている」とし，これまで明らかにされていなかった診療録などの保存を行う場所について明示された。これにより，電子カルテも外部保存が認められることになった。以下に，該当部分の抜粋を示す。

電気通信回線を通じて外部保存を行う場所にあっては，保存に係るホストコンピュータ，サーバ等の情報処理機器が医療法第1条の5第1項に規定する病院又は同条第2項に規定する診療所その他これに準ずるものとして医療法人等が適切に管理する場所に置かれるものであること。なお，この取り扱いは，電子媒体により保存を行う場合，情報が瞬時に大量に漏洩する可能性があり，かつ，情報の漏洩源を特定しにくいと考えられることを勘案したものであり，今後の情報技術の進展，個人情報保護に関する法整備の状況等を見つつ，引き続き検討し，必要に応じて見直

しを行う予定である。

## （5）「診療録等の保存を行う場所について」の一部改正
### 〔2010（平成22）年　厚生労働省医政局長，保険局長通知〕

　この改正では，地域医療連携（p.53～参照），ASP/SaaS型電子カルテ（p.59参照），クラウド型医療サービス（p.59～参照）などへの考慮が示された。

> 　電気通信回線を通じて外部保存を行う場所にあっては，保存に係るホストコンピュータ，サーバ等の情報処理機器が医療法第1条の5第1項に規定する病院又は同条第2項に規定する診療所その他これに準ずるものとして医療法人等が適切に管理する場所，行政機関等が開設したデータセンター等，及び医療機関等が民間事業者等との契約に基づいて確保した安全な場所に置かれるものであること。

　2013（平成25）年厚生労働省医政局長，医薬食品局長，保険局長通知調剤済の処方箋，調剤録の外部保存が可能になった。

## 電子保存の3原則（真正性・見読性・保存性）ほか ③

　前節（3）の「診療録等の電子媒体による保存について」が通知される1カ月ほど前に，その記載を補足するものとして，高度情報社会医療情報システム構築推進事業による「法令に保存義務が規定されている診療録及び診療諸記録の電子媒体による保存に関するガイドライン等」が作成（財団法人医療情報システム開発センターとりまとめ）され，各都道府県知事に送付された。

　このガイドラインを踏まえ，「電子保存の3原則」ほか，診療情報の電子化にかかわる重要事項について以下に解説する。

## １ 自己責任

　自己責任とは，当該施設が運用する電子保存システム（法令に保存義務が規定されている診療録および診療諸記録の電子媒体による保存のために使用される機器，ソフトウェアおよび運用に必要な仕組み全般をいう）の説明責任，管理責任，結果責任を果たすことを意味する。それぞれの責任は以下のように規定されている。

- ●説明責任：当該システムが電子保存の基準を満たしていることを第三者に説明する責任。

- ●**管理責任**：当該システムの運用面の管理を施設が行う責任。
- ●**結果責任**：当該システムにより発生した問題点や損失に対する責任。

## 2 真正性の確保

　真正性とは，正当な人が記録し確認された情報に関し第三者からみて作成の責任と所在が明確であり，かつ，故意または過失による，虚偽入力，書き換え，消去，および混同（患者を取り違えた記録がなされたり，記録された情報間での関連性の記録内容を誤ることをいう）が防止されていることである。

### （1）作成の責任の所在の明確化

　作成の責任の所在を明確にするためには，責任のない人が責任のある人になりすまして入力すること，およびいったん記録した内容が責任のある人による後からの追記・書き換え・消去などによって責任の所在があいまいになることを防止しなければならない。

　なお，一つの記録は責任のある人だけが入力するわけではなく代行入力者の存在，記録の共同責任者による追記・書き換え・消去などがありえることを想定しておく必要がある。作成の責任の所在を明確にするため以下の対策を実施する必要がある。

#### 1）作成責任者の認識および認証

　作成責任者（入力者と作成責任者とが異なる時は入力者も）の認識および認証（ID・パスワードなど）が行われること。

#### 2）確 定 操 作

　作成責任者による入力の完了，代行入力の場合は作成責任者による確認の完了，およびいったん確定した情報の作成責任者本人や作成共同責任者による情報の追記・書き換え・消去などの責任を明確にするために「確定」操作が行われること。

#### 3）識別情報の記録

　「確定」操作に際し，その作成責任者の識別情報が記録情報に関連づけられること。

#### 4）更新履歴の保存

　いったん確定された情報は，後からの追記・書き換え・消去などの事実を正しく確認できるよう，当該事項の履歴が保存され，その内容を容易に確認できること。

### （2）過失による虚偽入力，書き換え・消去や混同の防止

　過失による虚偽入力（誤入力），書き換え，消去や混同は，単純な入力ミス，誤った思い込み，情報の取り違えによって生じるが，内容的に明らかな過失であっても技術的に過失と認識することが困難な場合が多い。

　したがって，確定操作を行う前に十分に内容の確認を行うことを運用規定などに定めることが望ましい。

## （3）使用する機器，ソフトウェアに起因する虚偽入力，書き換え・消去・混同の防止

虚偽入力，書き換え・消去・混同は，不適切な機器・ソフトウェアの使用によって発生する可能性がある。

したがって，機器やソフトウェアの導入および更新に際して，医療機関が自らその品質管理を行うことが望ましい。

## （4）故意による虚偽入力，書き換え・消去・混同の防止

第三者の責任のある人へのなりすましによる虚偽入力，書き換え・消去・混同に対しては，少なくとも責任者の識別・認証などにより防止することが必要である。

なお，責任のある人の不正の意をもった虚偽入力および改ざん（確定された情報に対する書き換え・消去・混同）は，もとより違法行為である。

## 3 見読性の確保

見読性とは，電子媒体に保存された内容を，必要に応じて肉眼で見読可能な状態に容易にできることである。

ここでいう，「必要に応じて」とは，"診療，患者への説明，監査，訴訟などに際して，その目的に応じて" という意味である。

また，「容易に」とは，"目的に合った速度，操作で見読を可能にすること"を意味する。

これらの見読性を脅かす原因を除去し，必要に応じて容易に見読性を確保するためには以下の対策を実施する必要がある。

## （1）情報の所在管理

分散された情報であっても，患者別などの情報の所在が可搬型媒体を含めて管理されていること。

## （2）見読化手段の管理

保存情報を見読するための手段が対応づけられて管理されていること。そのために，保存情報に対応した，機器，ソフトウェア，関連情報などが整備されていること。

## （3）情報区分管理

情報の確定状態，利用範囲，更新履歴，機密度などに応じた管理区分を設定し，アクセス権などを管理すること。

## （4）システム運用管理

運用手順を明確にし，適切で安全なシステムの利用を保証すること。

## （5）利用者管理

システムに対するアクセス権限の割り当てを制御するため，利用者管理の手順を明確にすること。

利用者の管理手順では，利用者の登録から抹消までの利用者の状況の変化に応じたアクセス権限の変更をすみやかに行うこと。

# 4 保存性の確保

保存性とは，記録された情報が，法令などで定められた期間にわたって，真正性を保ち，見読可能にできる状態で保存されることをいう。

保存性を脅かす原因としては，たとえば下記のものが考えられる。

①不適切な保管・取り扱いを受けることによる診療情報，およびその真正性，見読性を確保するための情報の減失，破壊。

②記録媒体の劣化による読み取り不能または不完全な読み取り。

③ウイルスや不適切なソフトウェアなどによる情報の破壊および混同など。

④システムの移行，マスターデータベース，インデックスデータベースの移行時の不整合，機器・媒体の互換性不備による情報復元の不完全，見読可能な状態への復元の不完全，読み取り不能。

⑤故意または過失による誤操作に基づく情報の破壊。

⑥業務継続計画の不備による媒体・機器・ソフトウェアの整合性不備による復元不能。

これらの保存性を脅かす原因を除去するために真正性，見読性で述べた対策を施すこと，および以下に述べる対策を実施することが必要である。

## （1）媒体の劣化対策

記録媒体の劣化する前に情報を新たな記録媒体に複写すること。

## （2）ソフトウェア・機器・媒体の管理

いわゆるコンピュータウイルスを含む不適切なソフトウェアによる情報の破壊・混同が起こらないようシステムで利用するソフトウェア，機器および媒体の管理を行うこと。

## （3）継続性の確保

システムの変更に際して，以前のシステムで蓄積した情報の効果的利用を図るための

対策を実施すること。なお，システム導入時にデータ移行に関する情報開示条件を明確にすること。

### （4）情報保護機能の確保

故意または過失による情報の破壊が起こらないよう情報保護機能を備えること。また，万一破壊した場合に備えて，必要に応じて回復できる機能を備えること。

## 5 相互利用

電子保存された情報の効率的な相互利用を可能とするために，システム間のデータ互換性が確保されることが望ましい。効率的な相互利用とは，同一施設内または異なる施設間で複数のシステムが存在する場合，それぞれのシステム内の情報を交換して，より効率的な情報の利用を行うことをいう。

なお，異なる施設間で情報の交換を行う場合には，契約などにより責任範囲を明確にし，管理責任の所在を明らかにする必要がある。

## 6 運用管理規定

各施設に合った運用管理規定を作成し，遵守すること。なお，運用管理規定にはシステムの導入に際して，「法令に保存義務が規定されている診療録及び診療諸記録の電子媒体による保存に関する基準」を満たすために技術的に対応するか，運用によって対応するかを判定し，その内容を公開可能な状態で保存する旨の規定を盛り込む必要がある。

## 7 プライバシー保護

管理者は利用者にプライバシー保護意識の徹底を図り，運用上のアクセス権を設定し，プライバシー侵害のある場合には，調査し適切な対応を行わなければならない。

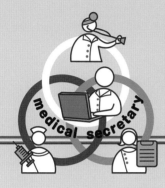

# 医療にかかわる
# さまざまなシステム

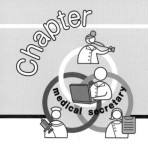

# Chapter 1

# 病院情報システム

　病院情報システム（hospital information system：HIS）は，医事会計システムや受付システム，オーダリングシステム，電子カルテシステム，検査，薬剤などの各部門の情報処理システムを含む包括的なシステムであり，施設の規模により適切なシステムが導入されている。病院情報システムを導入することにより，医療事故防止や医療の質の向上が図られ，近年多くの施設で定着してきている。

　病院情報システムは，第一世代から第三世代までの歴史がある。第一世代は，1970年代から開発された医事会計，薬剤管理，検査などの部門別に完結した業務システムである。第二世代は，医師からの指示や予約を行うオーダリングシステム。第三世代は，患者の診療録を正確に記録する電子カルテシステムで，第一，第二世代を統合したシステムである（図1-1）。

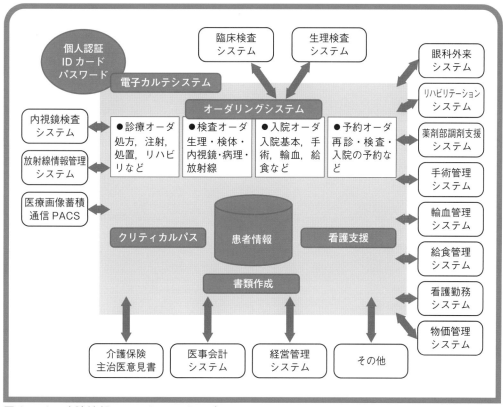

**図1-1　病院情報システムのイメージ**

# 医事会計システム 1

　病院の医事課が主に担当する医療事務業務は，保険収入を得るための重要な業務である。病院の収入の大部分はこの保険請求によるため，医事会計システム（medical leader-account）は病院の経営上最も重要な情報システムとされている。医事課では診療報酬請求を業務とし，医療機関の収益のほとんどをこの部門で取り扱うと同時に，医療機関を利用する患者の最初の接点であり，利用者としての患者に関する情報を集約的に管理する部門である。

　医事会計処理には，日次処理と月次処理がある。日次処理は，診療報酬の計算を行い，患者から一部負担金を徴収する。月次処理は，当月の診療報酬を患者個々に計算し，診療報酬請求書，診療報酬明細書（レセプト）を作成する。この診療報酬明細書は，翌月10日までに審査支払機関（社会保険診療報酬支払基金，国民健康保険団体連合会）に提出する。このような煩雑で時間のかかるレセプト処理のために開発されたコンピュータによるレセプト処理システムをレセプトコンピュータシステム（通称レセコン）という。医事会計システムの入力データは電子カルテであり，電子カルテの情報は会計処理にとどまらず疾病統計などの統計資料作成にも活用される（図1－2）。

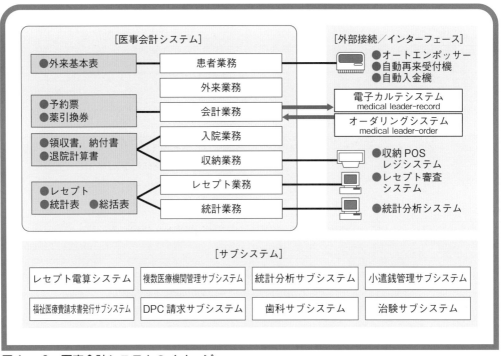

**図1－2　医事会計システムのイメージ**

# オーダリングシステム ②

　オーダリングシステムは，医師が処方や検査などのオーダ（指示）を直接入力し，施設内ネットワークを通じてその情報を各部門に伝達するシステムである（図1－3）。たとえば，従来は検査伝票依頼書に依頼内容を手で記入し，それを患者や看護師が各部門に運搬していたが，オーダリングシステムの導入により，情報が瞬時に伝達され，すみやかな処理が行われる。そのため作業の効率化・省力化が実現できるとともに，患者の待ち時間の短縮など，患者サービスの向上が図れるようになった（図1－3～7）。

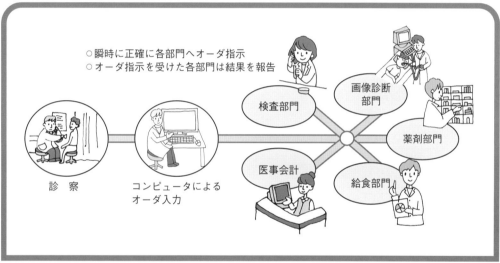

**図1－3　オーダリングシステム**

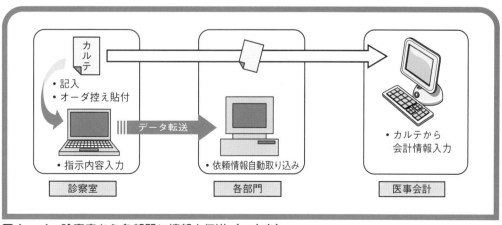

**図1－4　診察室から各部門に情報を伝送（一方向）**

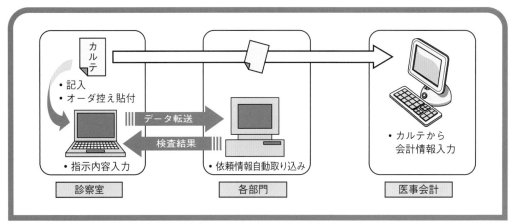

図1−5　付随機能として検査結果参照も可能に（双方向）

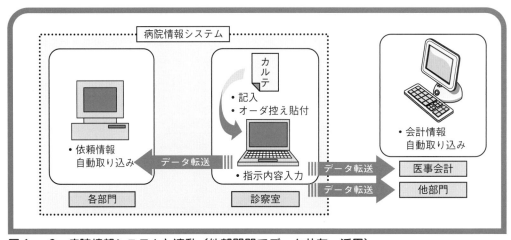

図1−6　病院情報システムと連動（他部門間でデータ共有・活用）

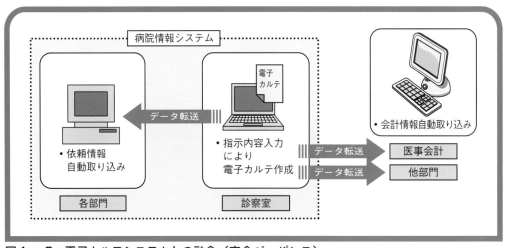

図1−7　電子カルテシステムとの融合（完全ペーパレス）

# 電子カルテシステム ③

　電子カルテシステムとは，医師・歯科医師が診療の経過を記入していた紙のカルテを電子的なシステムに置き換え，電子情報として一括して編集・管理し，データベースに記録する仕組みのことをいう。「電子カルテ」という場合は，医師法および歯科医師法で規定され，5年間の保存が義務づけられた医師の診療録の電子化をさす。なお，オーダリングシステムと電子カルテは，単一の端末上で操作されることがほとんどであるため，併せて「電子カルテシステム」と呼称することも多い（図1-8～11）。

　**電子保存の3原則**　1999（平成11）年4月に出された厚生省（現厚生労働省）からの通知により，初めてカルテの電子化が認められ，通知のなかで電子カルテの用件として「真正性」「見読性」「保存性」の確保を求めている。

　「真正性」とは，故意または過失による，虚偽入力，書き換え，消去および混同を防止し，作成の責任の所在を明確にすること（p.10参照）。「見読性」とは，情報の内容を必要に

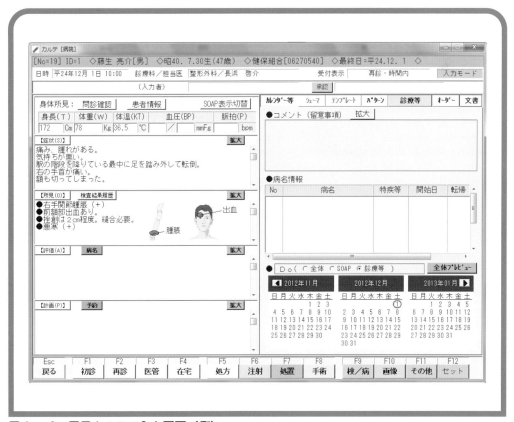

図1-8　電子カルテの入力画面（例）

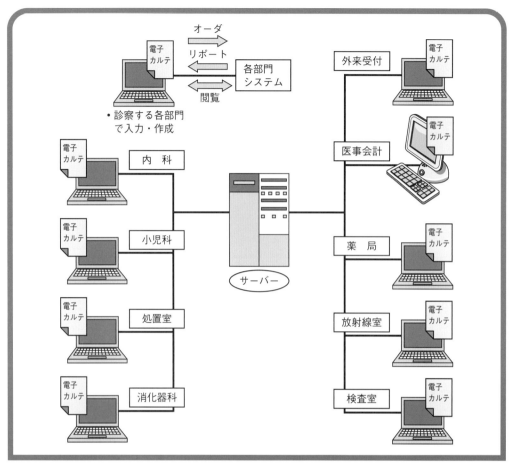

図1 − 9　電子カルテシステム

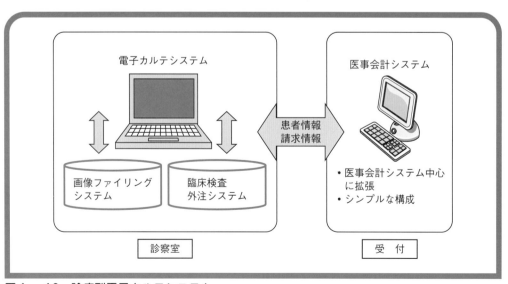

図1 − 10　診療型電子カルテシステム

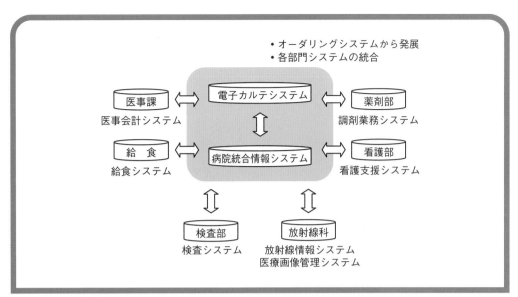

**図1−11 病院型電子カルテシステム**

応じて肉眼で見読可能な状態に容易にでき，情報の内容を必要に応じてただちに書面にできること（p.11参照）。「保存性」とは，法令に定める保存期間内，復元可能な状態で保存することをいい，診療録（カルテなど）は5年間の保存を定められている（p.12参照）。

電子カルテに治療記録を入力する場合，4つの項目に分類する方法をSOAP（ソープ）形式という。「S：主観的情報（患者の訴え）」「O：客観的情報，所見・医学的データ」「A：結果または考察」「P：計画・立案」の4項目における記録を徹底し，スタッフ間の正確な情報共有がされている（p.103参照）。

入力支援システムとしては，「テンプレート」と「シェーマ」がある。テンプレートは，患者の疾患，病態ごとに，標準的に記載，確認，処置すべきことなどをガイドし，電子カルテ記載の標準化を達成するとともに，診療における見落とし，書き落としを防止し，疾患，病態ごとに医学知識を提示することにより診療の質的向上を目的としている。シェーマは，医師がカルテを記録するときに利用する身体部位の絵図のことをいい，診断・検査の内容を，文字情報だけではなく画像情報もともに残すために用いられる。

# 検査部門システム （図1－12）
**4**

　医師は，患者の主訴を聞き，症状を診察したうえで，病名を特定するために検査部門に指示を出す。そのため検査は，診断の裏づけや治療方法の判断をするための客観的かつ重要なデータといえる。その検査部門は，血液や喀痰などの生体材料を対象とする検体検査と，心電図や呼吸機能など身体を直接調べる生理検査に大別される。

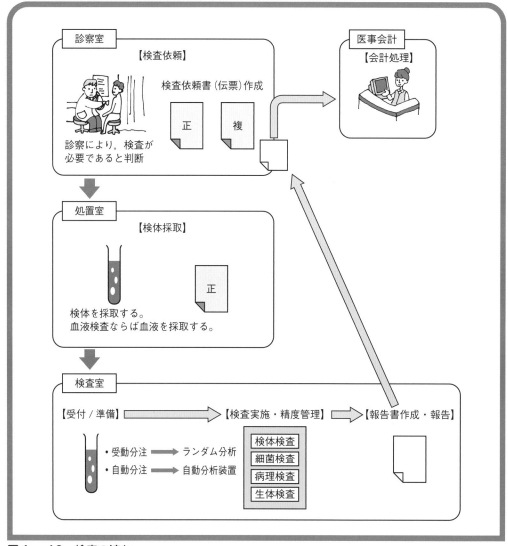

**図1－12　検査の流れ**

## 1 検 体 検 査

### （1）一般検査（尿・糞便）

　尿検査は，尿化学分析装置による尿中の各成分（蛋白・糖・潜血など）の定性検査を行う。また尿中有形成分自動分析装置や顕微鏡検査により，尿中の有形成分を調べ，尿蛋白定量，尿糖定量，ベンス・ジョーンズ蛋白定性などを行う。糞便検査では，便中ヒトヘモグロビン検査において下部消化管の潰瘍性出血を調べられ，また寄生虫卵・虫体検査において便中に排泄された虫卵・虫体を調べられる。

### （2）血 液 検 査

　血液検査では，血液の代表的な成分である赤血球，白血球，血小板の形や量を調べることにより，貧血や白血病，感染症などの診断に役立つ重要な検査である。

### （3）生化学検査

　生化学検査では，肝機能，脂質代謝，腎機能，膵機能，糖尿病，痛風などが調べられる。

### （4）免 疫 検 査

　免疫検査では，感染症，腫瘍マーカー，ホルモン，血中薬物濃度などが調べられる。

## 2 細 菌 検 査

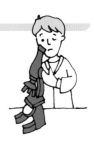

　細菌検査は，微生物，ウイルスなど細菌による感染を受けた臓器の分泌液や血液などから，病気の原因となっている細菌を検出する検査のことである。感染症にかかると，発熱やはれ，痛みなどの自覚症状が起こり，血液中の白血球や赤沈，炎症反応などが診断できる。

## 3 病 理 検 査

　病理検査は，病理組織，細胞診など病気の可能性がある部位を目視および顕微鏡を使い精細に観察することで，どのような病気であるのかを調べる検査である。病理学は病気のメカニズムを研究する実験病理学と，臨床の場で病巣に対して診断や病理解剖を行う診断病理学に大別され，病理検査は治療や予後のために，重要な検査である。

## 4 輸 血 検 査

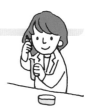

血液交差試験は，輸血の際，患者（受血者）の不規則抗体による副
作用を防止し，最終の適合性を確認する重要な検査である。

## 5 染色体検査

染色体検査は，先天異常および生殖障害，出生前診断，悪性腫瘍に関する検査などが
ある。これらの結果が疾患の確定診断に直結するというたいへん重要な検査である。

## 6 生 体 検 査

### （1）呼吸機能検査

「電子スパイロメータ」という検査機器に息を吹き込み，肺活量と肺の収縮力を調べ
る検査である。

### （2）心電図検査

心臓に関する検査で，体の表面につけた電極から微弱な電気信号
を検出し波形を記録し，その乱れから疾患の徴候などを調べる。

### （3）心音図検査

心臓の拍動音（心音）に異常がないかを調べる検査で，心臓
の心音をマイクで受信して画像化する。

### （4）超音波検査（エコー検査）

人に聞こえない数 MHz（メガヘルツ）〜十数 MHz の高い周
波数の音波を使い，肝臓・胆道・膵臓・腎臓といった臓器全般から，心臓や血管・乳腺・
甲状腺なども調べられる。X線やCTのように放射線の被曝もなく，安全な検査なので
産婦人科の診察でお腹の中の赤ちゃんの発育具合を検査するのにも使われている。

### （5）脳 波 検 査

脳が常に微弱な電波を出している電気的な変動を，頭部につけた電極でとらえ，増幅
し，波形として記録する検査のことである。

## （6）筋電図検査

筋肉の異常が筋肉そのものによる疾患（筋肉疾患）なのか，筋肉の働き具合（収縮性）によるものなのか，それとも神経から筋肉に刺激がうまく伝わらないため（神経疾患）なのかを調べることができる。

## （7）眼底カメラ検査

眼の裏側にある硝子体，網膜，脈絡膜，視神経乳頭などに異常がないかを検査する。「緑内障」「飛蚊症」「網膜剥離」など眼の疾患以外にも「動脈硬化」や「高血圧・糖尿病に伴う血管異常」といったことも調べられる。

## （8）聴 力 検 査

主に「聴力 1,000 Hz」と「聴力 4,000 Hz」を検査する。聴力検査の結果から判定できる病気は「難聴」のみとされ，その結果から考えられる原因を調べる。

## （9）毛細管抵抗検査

点状出血や皮下出血がみられるときに，血小板や毛細血管に異常がないかを調べる。

## （10）経皮的血液ガス分圧検査

血液に含まれている酸素と二酸化炭素の分圧を測定して，肺と血液とのガス交換を調べる。採血をせずに皮膚に接着したガスセンサーを介して行う。

## （11）基礎代謝検査

食後 12 〜 15 時間後に，肉体的・精神的に安静で快適な環境に置かれているときのエネルギー産出量を調べる。基礎代謝率（BMR）は体表面積（$m^2$）当たりで表され，基準値と比較する。大きく変動する病的な要因としては，甲状腺機能の亢進あるいは低下，副腎機能亢進症，白血病，重症貧血などがある。

## （12）内視鏡検査

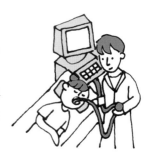

先端に小型カメラ（CCD）またはレンズを内蔵した太さ 1 cm ほどの細長い管を口，鼻あるいは肛門より挿入し，食道，胃，十二指腸や大腸の内部を観察し，治療も行う。医療機器や技術の発達により応用範囲も広がり，診断から治療までスムーズに行われるようになった。

# 医用画像システム 5

　医用画像装置（モダリティ）は，一般的に他部門の機器よりも高価である。技術革新は日進月歩であり，オンライン化，通信規格の統一などがいち早く進んだ部門といえる。

　診察室から医事会計までの医用画像の流れを図1－13に示す。現在では電子カルテ化が進み，電子媒体を使用・保存し，フィルムレスとなっている場合も多い。

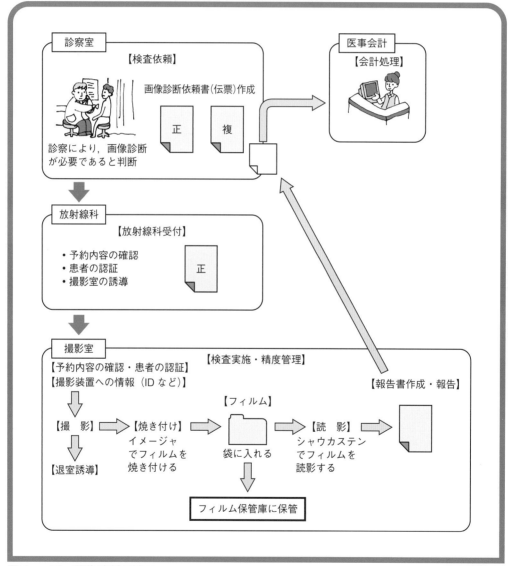

**図1－13　画像診断の流れ**

## 1 胸部 X 線撮影装置

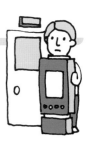

　X線検査のなかで最も簡単な検査方法で，肺や心臓，肺の間にある縦隔などの器官の疾患について，さまざまな情報を得ることができる。胸部を平面として撮影する単純X線検査と，断面として撮影する断層撮影検査とがある。

## 2 胃部 X 線撮影装置

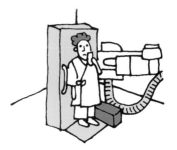

　食道，胃，十二指腸までの疾患の有無を調べる。胃がんの早期発見などに効果的で，バリウムを飲んで充満像を撮影する二重造影法，圧迫法などの方法でX線撮影し，臓器の形の変化や異常について診断する。

　異常が認められた場合には，さらに内視鏡検査を行い，同時に粘膜の一部を採取する生検を行う場合もある。

## 3 X線 CT 装置 (computed tomography：CT)

　CT は「computed tomography（コンピュータ断層撮影法）」の略語で，X線を放出する管球とその検出器が対となり，患者の体のまわりを回転してデータを収集し，コンピュータで断層画像に再構成・表示する。

　患者が入る CT 装置の円筒部分の外側のドーナツのような部分の内部には，通常一対のX線を発生する管球と，管球から放出され人体を通過したX線の量を測定する検出器が向かい合うように位置している。患者の身体の周囲を回転しながら連続的に管球から放射されたX線を反対側の検出器でとらえ，コンピュータで身体を「輪切り状態」にした断面像を構成することで患者の身体の中の構造を詳しく調べる。

　最新の機器について紹介する。

### ●マルチスライス CT

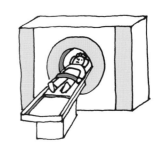

　マルチスライス CT は，検出器の多列化により短時間で広範囲を細かく撮影できる。128列では，輪切り以外に 3 D（三次元）などの画像が作成でき，より多くの診断情報が提供可能になった。また，最新型 320 列の登場により，4D（四次元）画像＊の作成も可能となっている。

　　＊4D（四次元）画像：立体的に撮った静止画に時間軸を加えた動画。

$$\frac{（縦×横×奥行×時間軸）}{3 D}$$

● O-arm イメージングシステム

　アルファベットの「O」という形をした画像システム。移動することができるため手術中に使用できる。手術中に，これまで確認しにくかった箇所についてもX線を用いた高精細な透視画像とCTのような3D画像を映し出すことができる。また，頻繁にX線透視を使わないため，患者や医療スタッフの被曝も低減できるメリットがある。

## 4 MRI (magnetic resonance imaging system) (図1 – 14)

　MRIは「magnetic resonance imaging system（磁気共鳴画像装置）」の略語で，X線を使わない画像装置である。まず体内に強い磁場を与え，体内にある水素原子を整列させる。そこに電波を送ることによって生まれた信号を機器がとらえ画像化する。脳の中や脊椎などCTが苦手とする血管や神経を画像化することができるので，主に脳ドックで利用されている。しかし，磁力を利用するため金属が体内に埋め込まれた人は検査ができない。撮影のときは磁場を変化させるため大きな音がする。

　最新機器「3.0T MRI」〔Tは磁力の単位（テスラ）を表す〕は，従来機器と比べ強力な磁力線と電波を利用し，時間短縮と高画質化を実現している。高解像度画像により微細な異変も発見しやすく，早期発見・治療に貢献する。また，造影剤を使用することなく末梢の血管の撮像ができるようになったことで，検査中の患者への負担を軽減できる。

## 5 PET (positron emission tomography) (図1 – 15)

　ポジトロン（陽電子）を放出するアイソトープを標識した薬剤を体内に取り込ませ，

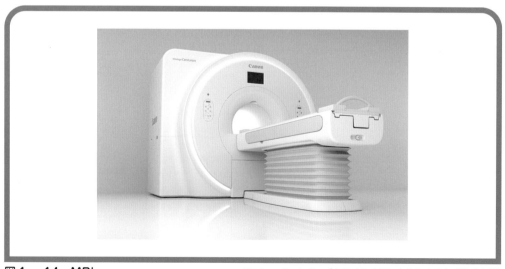

図1 – 14　MRI　　　　　　　　　　　　　　Vantage Centurian（キヤノンメディカルシステムズ株式会社）

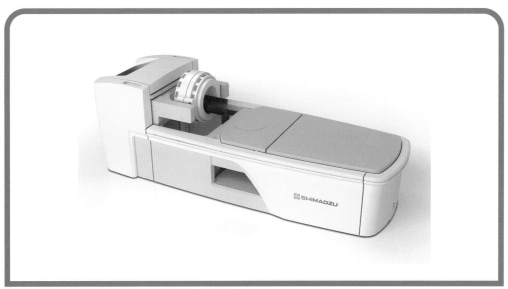

**図1－15　PET**　　　　　　　　TOF-PET 装置（頭部・乳房用）「Bres Tome」（株式会社 島津製作所）

ガンマ線を測定することで，悪性腫瘍や脳の神経変性疾患の診断，心筋血流の評価など
に活用されている。また，研究開発においては，認知症の治療薬開発にも活用されるな
ど用途は多岐にわたる。最近では PET と CT を一緒にした装置があり，悪性腫瘍の位
置情報を正確に見つけることで注目を浴びている。

## 6　３Ｄ（三次元）デジタルマンモグラフィー

小さな腫瘍の陰影や微小な石灰化部分もとらえる高画質によって，乳がんの早期発見
に有用である。また，撮影時間短縮により，受診者の身体的・精神的負担ならびに検査
への抵抗感も軽減できる。

これまでの撮影では厚い乳腺の場合，全体が白く写ってしまい，しこりが判別しにく
いことが多かった。デジタルトモシンセシス（圧迫された乳房を短時間でスキャンし，
複数の角度で静止画像を収集する３Ｄ撮影の技術）の導入により，収集した画像を一連
の高解像度断層像に再構築し，１画像ずつ，または連続的に再生表示（シネモード）す
ることができる。診断・検診精度の改善，再検査の減少，より正確な病変位置の特定な
どが期待できる。

## 7　PACS
### (picture archiving and communication system)（図1 – 16）

医療用画像管理システムのことで，CT，MRI といった画像撮影装置（モダリティ）

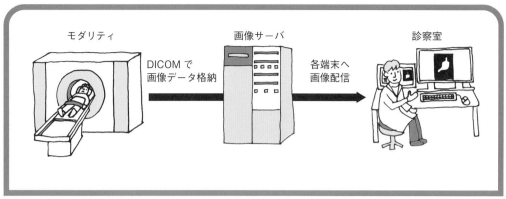

**図 1 − 16  PACS**

から受信した画像データを保管，閲覧，管理する。内視鏡，超音波，眼底といった非放射線機器の画像についても，DICOM*という共通規格を通じて連携を図ることにより一元管理することができる。PACS を導入することにより，フィルムの運搬や保管に伴う手間やコストの削減が期待できるとともに，電子カルテシステムやオーダリングシステム，RIS（次頁参照）などのシステムと連携することにより院内業務の効率性を向上させることが可能になる。

> ＊ DICOM（digital imaging and communication in medicine）：ダイコムとよび，アメリカ放射線学会（ACR）と北米電子機器工業会（NEMA）が開発した医用画像と通信の標準規格である。

## 8 RIS（radiology information system）（図 1 − 17）

放射線情報管理システムのことで，主に放射線機器による検査と治療の予約から検査結果までの管理を行うシステムのことをいう。患者情報や予約情報などの内容を病院情報システムから取得するのが一般的である。また，内視鏡，超音波，眼底などの非放射線機器による検査と治療も RIS によって一元管理することができる。通常，DICOM 仕様のワークリストサーバが中心的な役割を果たしている。

# AI，IoT の利用による新システム 6

AI（artificial intelligence：人工知能）や，パソコンやスマートフォン，タブレットなどの情報通信機器に限らず，すべてのモノがインターネットにつながる IoT（internet of things）の発展により医療現場はどのように変わるのだろうか。

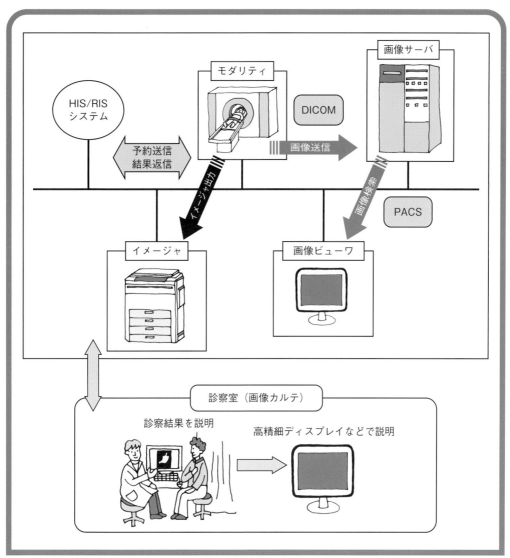

図 1 － 17　RIS

　　患者は自宅でスマートフォンを使い診察予約をし，病院に着いたら「受付ロボット」
にスマートフォンをかざして手続きが完了する。待ち時間が短縮されるだけではなく，
既往歴や健診結果，日常の健康データもスマートフォンから転送され，助言サービス（予
診）などもロボットが行う。このロボットには非接触型赤外線体温計や顔色，声のトー
ンなどをチェックできる各種センサーがついており，その結果を電子カルテに転送する。
電子カルテには，患者の過去の受療情報と受付でロボットが予診した情報をもとに推論
した「症状別鑑別疾患リスト」が表示される。過去に撮影された画像情報も瞬時に表示
され医師の問診が始まる。
　　上記のような外来診療に限らず，医師は診察室にいながら，病棟の入院患者の状態が

把握できる。患者の身体につけたセンサーで遠隔モニタリングでき，機能低下などのアラートも瞬時に表示され，すぐに対処ができる。

さらに，VR（virtual reality）スコープを使った手術ナビゲーションを使うと，手術ミスも少なくなり医師の負担も軽減される。

将来は，医師の診断や判断を補助する便利なツールとしてだけではなく，AIよる確定診断も実現するかもしれない。

ここでは，現在，実用化されつつある新技術・システムのうち，AIの活用，スマートフォンを利用するものと，医療用ウェアラブルデバイスを紹介する。

# 1 AI医療

現代人の健康に対する意識は年々高まってきており，人間では最適な答えをみつけるのは難しい。健康は数値化されておらず，はっきり目に見えるわけではない。薬や治療法も増え，それらの情報も増えた結果，健康であるためには何が必要かどうかの判断が人間の力だけでは難しくなってきている。AIにはそれらの情報の取捨選択が期待されており，また人間が見落としやすい患部などもすぐに発見することができるため，今後大いに期待されている。

AIの導入で期待できることは，以下のとおりである。

## （1）問診の自動化

患者がタブレット端末に入力した情報に応じてAIが適切な質問を選び，諸症状や病歴，服用中の医薬品といった情報を収集する。患者は病院に着く前の移動中に記入しておき，到着してすぐに診察を受けることも可能となる。このシステムを導入することにより，場所を選ばず，質問が最適化され，患者の待ち時間や通院全体の時間も減り，最終的にはコスト削減とリスク削減が図れる。

## （2）検査予約の自動化

医師や看護師，検査機器の空き状況を調べそれに合わせて予約を入れる工程が自動化される。また医療機器を用いた検査では得られたデータを専門医がすべて目視でチェックしていたが，AIによって明らかに問題のないものを除外することが可能となり，医師はチェックする必要のあるデータだけをみることができる。

## （3）診断支援用AI（図1 − 18）

医師が普段使っている電子カルテに診断支援用AIのシステムを組み込み，医師と患者の対話をAIがカルテに自動入力し，その情報をもとにして疾患の予測から治療プランの作成まで行う。しかし，すべてAIが行うのではなく，医師とAIが互いに協力し

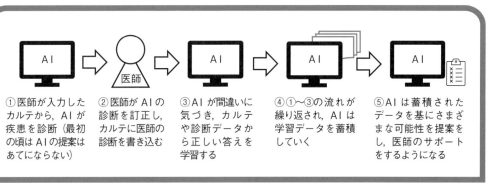

図 1 − 18　協力し合う医師と AI

| ①医師が入力したカルテから，AI が疾患を診断（最初の頃は AI の提案はあてにならない） | ②医師が AI の診断を訂正し，カルテに医師の診断を書き込む | ③AI が間違いに気づき，カルテや診断データから正しい答えを学習する | ④①〜③の流れが繰り返され，AI は学習データを蓄積していく | ⑤AI は蓄積されたデータを基にさまざまな可能性を提案をし，医師のサポートをするようになる |

て補完し合うことで今後の医療は進化して行く。

## （4）内視鏡 AI によるリアルタイム内視鏡診断

　　内視鏡の映像をリアルタイムで分析，怪しい部位がみつかればその場でピックアップしてアラートを出したり，判断のつけにくい部位の映像を保存し，改めて熟練の医師に調べてもらうことができる。また，遠隔医療と組み合わせて遠隔地にいる熟練の医師に最終診断を依頼することが可能となったりする。

## （5）AI は支援ツール

　　厚生労働省の「保健医療分野 AI 開発加速コンソーシアム」における会議でも，AI はあくまで支援ツールであり，判断の主体は医師であるという認識で一致している。参考とされたのは医師法第 17 条「医師でなければ，医業をなしてはならない」という条文で，画像診断や遺伝子検査を通して AI は助言をしてくれるが，それはあくまで参考情報であり，最終的な診断・治療法の決定は医師が行う。この部分を曖昧にしてしまうと，医師が AI を過信し，医療行為を AI に任せきりにしてしまう可能性があるためである。

### 1）手術ロボット（ロボット支援下手術）

　　手術ロボットは，アメリカ陸軍とスタンフォード研究所（SRI）が，戦場の兵士を母国の医師が遠隔操作で手術できるようなシステムが作れないかと研究を始め，その成果としてインテュイティブサージカル社が外科手術用機器「ダビンチ（da Vinci）」を製造している（p.43 参照）。移動式のロボット手術施設を作ることにより，事故や災害時に医師のいない現場で応急手術を受けられるようになれば，患者の生存率は高まる。また VR を使用することで，人間の視覚などを機械的操作によって刺激し，現実には存在しない事物を存在するかのように知覚させる技術を使うことにより，医師が病院に居ながら，遠く離れた地域の患者の手術を行うことが可能となる。この場合通信システムの充実が必須で，第 5 世代移動通信システム（5G）*であれば従来の通信システムに比べはるかに遅延が少なく，かつ多数の端末に接続できるなどのメリットがある。そのため，

タイムラグなしでロボットを動かせるうえに，手術中の感覚を VR で仮想的に作り出せる。そうすることで，医師側も「いつもの感覚」で手術を進めることができる。このように，手術ロボットとそれを補助する医療者が患者のそばに配備されていれば，物理的な距離に関係なく「名医」の手術を受けることが可能となる（図1 – 19）。

> ＊**第5世代移動通信システム（5G）**：主要性能として，最高伝送速度10Gbps，1ミリ秒程度の遅延，100万台/㎢の接続機器数があげられる。5Gは，AI・IoT時代のICT基盤である。
> ・超高速…現在の移動通信システムより約100倍速いブロードバンドサービスが提供できる。
> ・超低遅延…利用者が遅延（タイムラグ）を意識することなく，リアルタイムに遠隔のロボット等を操作・制御できる。
> ・多数同時接続…スマホ，PCをはじめ，身の回りのあらゆる機器がネットに接続できる。
> 　さらに，5Gの先をいく第6世代移動通信システム（6G）への取り組みでは，5Gの高性能化に加え，「超低消費電力・低コスト化」や新たな高周波数帯開拓等の「超高速・大容量通信」，いままでエリア化が難しかった空・海・宇宙などへの通信エリアの拡大といった「超カバレッジ拡張」などをめざしている。

## 2）STAR（smart tissue autonomous robot…縫合を自動で行う手術ロボット）

　手術の自動化が進んでいるなかでも軟部組織は動きの予測が難しいため，自律型の手術支援ロボットを適用することは困難となっていた。将来的にそのような問題を解決し

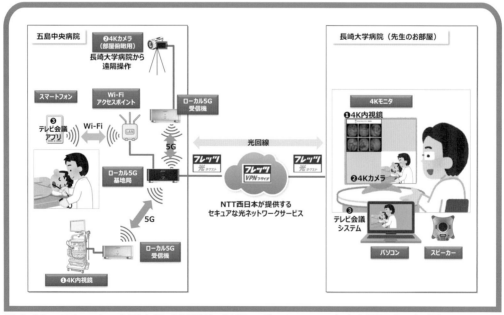

**図1-19　5Gによる実証実験（専門医の遠隔サポートによる高度専門医療の提供）**
（長崎大学　https://www.nagasaki-u.ac.jp/ja/news/news3299.html，2021年3月24日）

てくれるかもしれない手術ロボット「STAR」は，高度な3D画像システムと力覚センサーを用い，執刀医の支援のほか，自動で縫合を行う。実証実験も行われており，生きているブタに麻酔をかけて開腹し，施術している。STARは，ブタの組織の縁にあらかじめ付けられた近赤外線蛍光マーカーを近赤外線センサーで認識し，組織が伸びたり動いたりしても，縫合針の付いたアームの先端が縫いつける場所をきちんと追随し，医師を上回りミリ単位で正確な縫合を行った。その後，ブタは合併症を起こさずに回復したという。すぐの実用化は予想しにくいが，将来，腸手術や腫瘍摘出など軟部組織の手術に適用される可能性がある。

### 3）IoT医療・介護用ベッド

少子高齢化にともない，高齢者の高齢化による慢性疾患の疾病構造の変化，要介護者や認知症患者の増加などにより，医療・介護の現場では人手不足が深刻化している。一方，医療・介護サービスの需要の増大・多様化に対応が求められている。

IoTを使用したベッドには，マットレスの下にセンサーを設置し，患者の有無だけでなく，睡眠や覚醒，呼吸数，寝返り，心拍数まで計測できる製品が開発されている。また，患者のバイタルサインをリアルタイムで計測でき，遠隔地より操作も可能なため，スタッフステーションの端末からも複数の患者の状態を確認することができる。さらには，電子カルテシステムやモバイル端末などとも情報連携が可能なため，医療・介護現場の業務の質の向上と人手不足の軽減に期待されている。

### 4）顔認証徘徊防止システムLYKAON

高齢化の進展とともに増加を続ける認知症患者は，約602万人といわれる。認知症による徘徊・無断外出からの行方不明者も多くみられ，警察に届け出があった1万7,479人は7年連続で最多を更新している（厚生労働省：日本における認知症の高齢者人口の将来推計に関する研究，2020年）。赤外線センサーを導入し，対応にあたる介護施設などもみられるが，認知症のあるなしにかかわらずすべての人に反応することもあり，徘徊・無断外出の防止策としては不十分といえる。そんな現状を打破するため，顔認証による徘徊防止システムLYKAONが開発された。

顔で認証するため，対象者のみを的確に感知することが可能となった。さらには，感知した結果がスマートフォンに通知されるため，タイムラグがなくすぐに対応できる。

## （6）AI開発

厚生労働省は「保健医療分野におけるAI活用推進懇談会」で，AI（ディープラーニング，機械学習等）によって，

・新たな診断方法や治療方法の創出
・全国どこでも最先端の医療を受けられる環境の整備
・患者の治療等に専念できるよう，医療・介護従事者の負担軽減を実現

などの活用を期待している。そのため，AI開発を進めるべき重点として下記の6領域

を選定している。

## 1）ゲノム医療

　ヒトの遺伝情報（ゲノム）は約30億塩基対もの膨大な数で構成されている。個々人により塩基配列が異なり，変異によっては疾患の原因となることから診断に用いることが可能となっている。また抗がん剤の感受性や，がんの発生に関係する遺伝子等の変異を調べることで治療方針の決定にも利用可能なため，がんや難病の分野で遺伝子変異に基づく診療が実現されつつある。この領域は欧米に比べて日本の取り組みは遅れており，AI開発に向けた施策として「がんゲノム医療推進コンソーシアム」が別途検討に向けた推進体制を構築している。

## 2）画像診断支援

　医療機器の輸出入において，日本は約8,000億円の赤字であるが，診断系医療機器（画像診断システム，生体現象計測・監視システム，医用検体検査機器，施設用機器，画像診断用X線関連装置および用具など）に限定した場合，1,000億円以上の黒字となっている。AIによる画像診断支援（ダブルチェック）として活用することにより，画像診断時の見落とし率の低下が期待される。また，ディープラーニングを使って医療画像のスクリーニングを行い，簡単な確認のみで済む画像を選別すれば，読影に要する医師の労力を軽減することができる。そのため，専門医は重点的に確認する必要性のある画像チェックに注力でき，読影の精度の向上につながる。

## 3）診断・治療支援

　この領域は，医療情報の増大によって医療従事者の負担が増加，医師の地域偏在や診療科偏在への対応が必要，難病では診断確定までに長い期間がかかる，など多くの課題を抱えている。そのため，AIの開発をしやすくするよう，医師法上や医薬品医療機器等法上の取扱いを明確化することが課題解決となっている。

　医師は，日進月歩の医学知識の先端を学び，証拠に基づいた医療を施すには質の高い情報を得ることが重要であり，最新の知識をつけるために重要な論文をよく読む必要がある。しかし，全世界の生命科学の論文公表総数は2016年までに約2,700万件もの膨大な数にのぼり，新たに125万件超の論文が公表されている。日常業務の負担が大きい現場の医師にとって，これらの論文をすべて読破して最新の知見を継続的に把握することは困難である。またリアルワールドデータ（治験等の試験的環境のもとではなく，臨床現場のもとで得られるデータ）に加え，動画やIoTデータ，ゲノムデータ等を含むビッグデータの活用など，保健医療分野における情報量は急激に増加しているため，これらの大量の情報を人間がすべて処理・把握することは無理がある。AIを活用すれば，これらの情報の解析や検索に要する時間・コスト等の削減と生産性を大幅に向上させることが可能となり，医療従事者の負担軽減につながる。

　医師不足の地域では，多様な疾患の患者に対し専門ではない医療を提供する必要があり，医師が多い都市部であっても当直等で，自らの専門ではない疾患を診療する場合も

ある。そのため，診断・治療支援を行う AI は，これらの場面において質の高い医療の全国均てん化に資すると考えられる。また，臨床から離れていた医師の復帰支援や，研修医，医学生に対する臨床教育においても活用できる可能性がある。

### 4）医薬品開発

　日本は，新薬創出能力をもつ数少ない国の一つである。外国との特許やノウハウなどの技術の提供または受入状況を示した技術貿易収支でも 3,000 億円以上の大幅な黒字であり，他国に比べて強みをもっている。医薬品開発は，AI の活用によってこのような強みをさらに発揮できる領域で，医薬品は疾病の治療に必要不可欠なツールであり，今後も継続的な開発が期待される。課題としては，医薬品開発に携わる AI 人材を確保する必要がある。しかし，健康医療分野以外でも AI 人材は不足している状況のため，効率的に AI の応用を進めることが求められる。そこで，医薬品の製造販売を行う製薬企業と AI 技術に精通している IT 企業間での協力を促進することによって，製薬企業のニーズを踏まえた AI をオープン化されているビッグデータをもとに，IT 企業のリソースを利用して開発することが望まれる。

### 5）介護・認知症支援

　介護分野においては，高齢者の生活の質の維持・向上と介護者の負担軽減の観点から，介護ロボットの開発やその介護現場への普及が進められているが，高齢者の自立支援の促進や介護者の業務負担軽減は遅れている。厚生労働省では，介護ロボットの開発の着想段階からの現場ニーズの開発内容への反映，開発中の試作機へのアドバイス，介護ロボットを用いた効果的な介護技術の構築，など各段階で必要な支援を行うことで加速化を図っている。

　現場で役立つ生活予測・支援機器の開発を進めて行くうえでは，AI 開発のためにどのようなデータを活用できるかが重要であり，生活事象や生活リズムに関連したデータを取得するための手法や機器の開発が求められる。また，ウェアラブル端末の活用も含め，認知症高齢者の生活環境の改善等に向けた AI の開発について検討を行っている。

### 6）手術支援

　治療の中心が手術である病気の数は多く，医療のなかでも手術は特に重要な領域である。しかし，外科医は手術中に迅速な意思決定を求められることが多いことなどから，精神的・身体的負担が非常に大きく，医師数は 2004 年から 2014 年にかけて約 16 ％増加しているにもかかわらず外科医の数は微減しており，40 歳未満の若手外科医も減り続けている。外科医の負担軽減は喫緊の課題であり，その解決のためにも AI の活用が期待される。

　手術支援への AI の活用にあたっては，手術室で使用される機器をネットワークで相互にリンクさせる必要がある。手術時のデジタル化データ（心拍数，脳波，術野画像等）は相互に連結されていない状態では，手術行為と各種データがリンクせずに AI による学習が困難であり，手術関連データを相互に連結するためのインターフェースの標準化

を実現する必要がある。現在，電子カルテには手術記録として簡潔な記載等しか残されていない場合がほとんどである。そのため，手術時のデータはAIに学習させることが可能な形で存在しておらず，まずは手術時の情報をデジタルデータ化・構造データ化することが必要である。

　手術支援ロボットについては，外科医が操作するロボットとして一部実用化されたものはあるが，触覚（力覚）がないなどの理由からその性能には限界がある。しかし，理論的には，ディープラーニングを応用することによって，手術支援ロボットが触覚（力覚）をもつことが可能になり，性能が大幅に向上することができる。また，術野の画像認識能力の向上と，これまで困難であった運動機能の習熟が可能となり，ある程度の自動化にもつながることが期待される。

## 2 スマートフォンの活用

　近年，銀行決済や買い物，エンターテイメントに至るまで，スマートフォンは人びとの生活を大きく変えてきている。デジタル処理能力やクラウド技術の大幅な躍進，コンピュータの学習能力の向上により，膨大な情報を処理することが可能となった。医療の世界にもスマートフォンが活用されはじめてきている。

### （1）「お薬手帳」アプリ （図1 − 20）

　スマートフォンにアプリをインストールし，外来受診後や退院時に薬局で渡す薬の説明書や明細等に印刷されたQRコードを読み込むと，調剤された薬の情報が登録されており，薬名をタップするとインターネットに接続し，飲み方や処方量が検索できる。ま

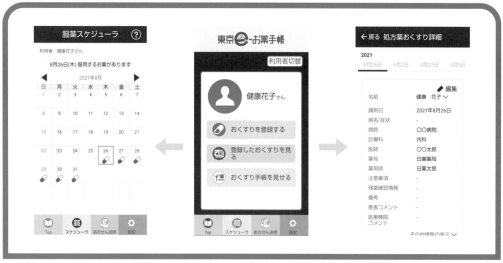

**図1 − 20　スマートフォンにインストールされた「お薬手帳」アプリ** （公益社団法人日本薬剤師会）

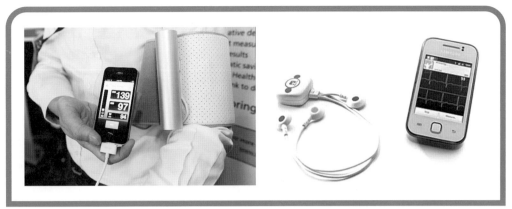

図1－21　心電図モニタリング　eMotion ECG （Mega Electronics Ltd）

た，服用する時間にアラームが鳴るように設定することができる。薬品名でインターネット検索し，結果を表示して薬剤情報を調べることができる。

### （2）医療用スマートフォン

医療用スマートフォンは，血圧も読み取り，心電図さえも描くことができる。代表的なものとして，フィンランドの Mega Electronics 社が提供している eMotion ECG がある（図1－21）。

患者に電極を付けてもらい，医師は遠隔地にいながら，スマートフォンで持続的に心電図をモニタリングできる。現在，心房細動など不整脈の診断には24時間のホルター心電図検査が行われているが，これを使うと24時間で現れなかった不整脈を発見できるなど，診断精度も上がる。

## 3 医療用ウェアラブルデバイス

医療用ウェアラブルデバイス（ウォッチ，ネックレスなど）を使えば，スマートフォンと組み合わせて，自分で血中酸素濃度や血糖値，血圧，心拍数などのデータを蓄積，診断を下すことも可能となる。

将来は，血糖値や眼圧（緑内障治療に役立つ）を測定してくれるコンタクト，脳波を測定してくれるヘッドバンドや，歩行に不安のある人が転倒するリスクを先立って教えてくれる IoT 靴下や IoT 靴が開発されるだろう。

# 診療，治療，介護にかかわる最新機器・システム　7

## （1）アンギオ装置

アンギオ（血管造影）装置は，血管の形状や異常，腫瘍への血流や血管の状態を検査・治療する機器。

カテーテルで血管内に造影剤を注入し，血流や腫瘍の分布，血管の狭窄や閉塞を検査・治療することができる。検査と同時に治療ができ，必要があればすぐに治療が始められる。メスを使わず治療ができるため，手術時間を短縮し患者の負担が軽減できる。

## （2）体外衝撃波結石破砕装置

体外衝撃波結石破砕治療は，外科手術を行わず，体の外から衝撃波を尿路結石に照射して粉々に砕き，体外に流しだす治療法。砂状に破砕された結石は尿とともに自然に排出される。衝撃波の照準を結石に合わせるため，放射線もしくは超音波を利用する。

## （3）ガンマナイフ

1968年にスウェーデンのカロリンスカ大学脳神経外科医レクセル教授によって開発された放射線治療装置。周囲の正常組織を傷つけることなく，約200個の線源（コバルト60）から出るγ（ガンマ）線を用いて，虫眼鏡の焦点のように病巣部に対して集中的に照射する治療法である。開頭手術を行わず脳内の小病変を治療・コントロールでき，極めて低侵襲である。1本1本のγ線は細いビームで，周囲の正常な細胞にはほとんど影響を与えず，ビームが集中する箇所のみがナイフで切ったように治療できる。

悪性・良性の脳腫瘍，脳動静脈奇形などの血管障害，三叉神経痛（薬物療法による疼痛管理が困難な場合）（健康保険適応），てんかん，パーキンソン病（健康保険適応外）などの機能性脳疾患の治療に使用される。

## （4）サイバーナイフ

「ロボット誘導型定位放射線治療器」とも称される，1994年にアキュレイ社（アメリカ・カリフォルニア州）により開発され，スタンフォード大学において脳神経外科医ジョン・アドラー博士のもと治療が開始された。メスを使用せず，がんなどの病巣だけを多方面から狙い，放射線（X線）を集中照射するため病巣以外に影響を与えず，副作用を極力抑えた治療が可能である。最先端の画像解析技術と巡航ミサイルに使われている情景照合装置を応用した「病変追尾システム」が病変部を追尾し，病変が動いても追尾して正確に治療する。

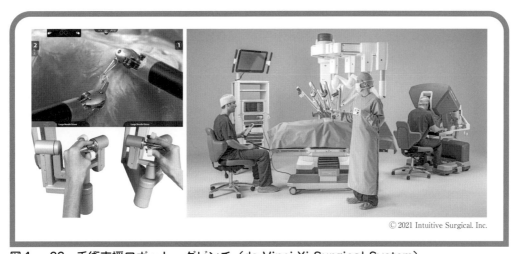

**図 1 − 22　手術支援ロボット　ダビンチ（da Vinci Xi Surgical System）**

　　ガンマナイフと異なり，頭部切開や痛みを伴う頭蓋骨への金属フレーム固定が不要で，着脱式のプラスチックマスクを装着するだけで高精度な治療ができる。

## （5）手術支援ロボット「da Vinci（ダビンチ）」（図 1 − 22）

　　da Vinci サージカルシステム（da Vinci Surgical System）は，インテュイティブサージカル社が開発したマスタースレイブ型内視鏡下手術用ロボット。患者の身体の負担を軽減し，これまでよりも効果的な治療を行う低侵襲な手術を可能とした。

　　システムは，サージョンコンソール，ペイシェントカート，ビジョンカートから構成され，3つのアームと1つのステレオ3Dカメラを搭載し，アームのインストゥルメント（鉗子）を交換することで，さまざまな処置を行うことができる。

　　術者は数メートル離れた場所に置かれたコンソールに座って操作を行い，両眼視で見る3DHD モニターを使用して下向きの目線で操作を行うため疲労が少なく，視野も広く奥行きの把握も良好とされる。インストゥルメントの先端には，人間の手首に相当する関節があり，先端を自由に屈曲・回転させることができる。

　　現在までに4世代のシステムが販売されており，国内では2015年に da Vinci Xi サージカルシステムが薬事承認され，販売が可能となっている。

## （6）手術支援ロボット「iArmS®」（図 1 − 23）

　　医療現場では，顕微鏡や内視鏡の普及によって長時間かつ繊細な手術が増え，医師からは，生理的に生じる手のふるえや疲れを軽減したいとの要望が増加していた。

　　2015年に株式会社デンソーは，手術時に医師の腕を支え，生理的に生じる手のふるえや疲れを軽減する手術支援ロボット「iArmS®（アイアームス）」を開発，2018年に

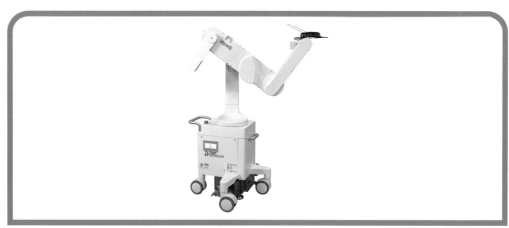

**図1－23　手術支援ロボット　iArmS®** （東朋テクノロジー株式会社）

東朋テクノロジー株式会社へ技術譲渡している。

　医師が腕を動かしたい位置にロボットアームが自由に追従し，かつ，しっかりと固定され医師の腕を支える。医師の直感的な操作を可能にするため，内蔵されたセンサーが「腕をおく」「腕を静止する」「腕を浮かせる」という動作を感知し，3つの動作を自動で切り替える。動作はモーターを使わずに重力バランスと腕の動きによって行われ，軽やかな操作性と高い安全性を実現している。

## （7）病院内自律搬送ロボット「HOSPI®」

　「HOSPI®（ホスピー）」は，看護師や薬剤師，検査技師などの負担軽減を目的として，パナソニックプロダクションエンジニアリング株式会社が開発・製造した医薬品搬送ロボット。記憶された地図情報をもとに，医薬品や検体などを自動でナースステーションなどの目的地に搬送することができる。病院の各フロアまで医薬品を搬送するため，エレベーターと連動して自動で乗降を行える。また，レーザーセンシングや可視光通信システムなどのセンサーにより障害物を検知し，一時停止したり，避けて移動することができる。

## （8）装着型サイボーグ「HAL®」（図1－24）

　病気の治療や介護・自立支援などを目的として病院や介護施設などに導入されている。

　この装着型サイボーグ HAL®（Hybrid Assistive Limb®，ハル）は，装着者の「生体電位信号」を読み取り，意思に従った動作を実現し，身体機能を改善・補助・拡張・再生することができる技術である。医療・介護・福祉等の現場で，病気の治療・身体機能の回復や身体的負荷低減などのために使用されている。

　医療用 HAL® 下肢タイプは脳・神経・筋系の疾患患者の機能改善・機能再生を促進する，「サイバニクス治療」のために，世界各国に展開されている。

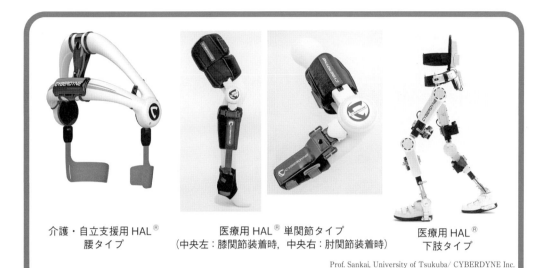

介護・自立支援用 HAL®
腰タイプ

医療用 HAL® 単関節タイプ
(中央左：膝関節装着時，中央右：肘関節装着時)

医療用 HAL®
下肢タイプ

Prof. Sankai, University of Tsukuba/ CYBERDYNE Inc.

**図1－24　装着型サイボーグ　HAL®**　　　　　　　　　(CYBERDYNE 株式会社)

　また，HAL® 介護・自立支援用腰タイプは介護現場で働く職員の足腰への負荷を低減したり，高齢者が体幹動作の運動に使用したりなど，さまざまな用途で使用されている。

# 部門システム 8

　その他の部門システムには，次のようなものがあり，医療機関のニーズなどに合わせ開発，導入されている。

## 1 薬剤部調剤支援システム

　薬局における調剤業務などを支援するシステムのこと。薬袋，薬剤情報提供書の発行，電子カルテシステムと薬剤部にある調剤支援システム（監査・散剤・一包化・注射剤自動払出装置）などに連動しており，機械によるチェックを通すことで調剤・監査をより正確に，効率的に行っている。

## 2 物流システム

　病院においては，診療材料，特定治療材料，薬剤，病衣，日用雑貨など，実にさまざまな物品が必要であり，物流システムはこれらの物品の購買管理，在庫管理，品質管理，費用請求管理などを支援するシステムである。物品に関する情報をバーコード入力し，

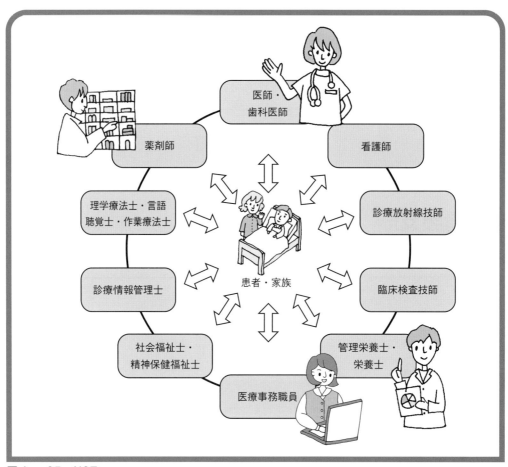

図 1 − 25 NST

物品に貼りつけ管理するしくみも開発されている。物流システムは，物流管理業務の省力化・効率化を実現するとともに，病院経営の効率化にも寄与するものといえる。

## 3 NST（nutrition support team）（図 1 − 25）

　管理栄養士や栄養士が行う栄養サポートチームのことで，患者が栄養を摂取できないときや食事の量が減ってきたなどという問題が生じた場合，その原因や状態を把握し適切な栄養管理を行うチーム体制である。NST は，医師や看護師，食事について摂取量やカロリーの計算を行う管理栄養士，薬についての管理を行う薬剤師，また，言語聴覚士や臨床検査技師など各専門分野のスタッフが，それぞれの立場から知識や意見を出し合って患者にとって適切な方法で栄養管理を行う。

## 4 クリティカルパスシステム

　診療計画表ともよばれるクリティカルパスは，1950年代にアメリカの工業界で開発され，医療に応用されるようになった。日本では1990年代に一部の医療機関が導入し，医師によって異なる診療の標準化や根拠に基づく医療（EBM）の実践，チーム医療の向上などに役立てた。入院患者の検査や手術，投薬などの診療計画を，患者に明らかにして治療を進めるクリティカルパスは大学病院などに診断群別包括支払い制度（DPC）が導入された2003（平成15）年4月以降，急速に普及している。

## 5 看護支援システム

　看護支援システムは看護職が行う業務全般を支援するためのシステムのことで，患者を取り巻く治療計画やケア，看護記録など重要な情報を取り扱うことを主体とし構成されている。携帯情報端末（personal digital assistant：PDA）を使い，ベッドサイドでの患者確認やオーダ情報確認，患者リストバンド・薬剤バーコード・オーダ情報の三点認証で医療ミスの抑止などができる。情報は，無線LANでサーバに伝送される。またPDAのかわりに，ノートパソコンを専用のワゴンに載せて運んだり，タブレット端末などを利用してベッドサイド業務を行っている医療機関もある。

## 6 看護勤務システム

　看護職員の勤務体系は，外来勤務，病棟勤務，夜間勤務など複雑化している。看護勤務システムは，看護職員の個人情報管理，勤務表作成業務，日々の勤務報告書などの作成を支援するシステムである。

## 7 リハビリテーションシステム

　リハビリテーションシステムは，患者受付業務やリハビリテーション実施業務など，リハビリテーションに絡む業務支援をするシステムである。

## 8 診療情報管理システム（図1-26）

　診療情報管理システムは，患者の基本情報や入院記録や病歴台帳の作成，カルテの整理・管理・比較，がん登録，アリバイ管理（カルテの所在管理）などの効率化，疾病統計情報，診療現場のスタッフの診療・研究活動を総合的に支援するシステムである。また医事会計システムと連動することにより患者情報を容易に取り込むことができる。

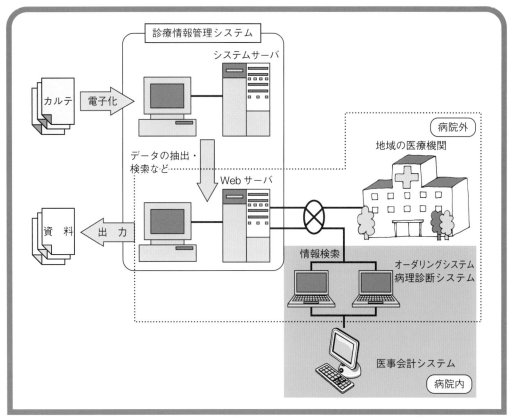

**図 1 － 26　診療情報管理システム**

# 9　手術管理システム

　手術管理システムは，手術中の測定データの管理，麻酔記録や人工心肺記録の作成などを支援するシステムである。

# 10　ベッド管理システム

　病院におけるベッドコントロールの権限をもつのは，病棟を預かる看護師長であるが，近年，病床管理を専門に行う「ベッドコントロール室」を設置する病院が多くなってきている。これは病院にとって病床は大切な経営資源であり，効率的な病床管理を行うことで病院経営を安定させることができるからである。

　ベッド管理システムを導入することにより，病棟の現在の入院状況と予約の状況などをリアルタイムに把握することができ，患者の在院日数の管理やデータ分析など幅広い情報を病院経営に活用できるようになる。最近では，見やすく，操作性に配慮されたシステムも開発されている。

## 11 再来受付システム (図1−27)

　再来受付システムは，初診時に患者情報を入力したカード診察券を作成し，再来時にカードリーダーに差し込み自動受付が行われる。

## 12 人事・給与システム

　職員の採用から退職までの多種多様な人事情報を予定および履歴管理し，人事情報と連動して給与の月例から年末調整までを処理するシステムである。人事・給与業務の各場面において効率的かつ的確に事務作業を支援することを目的としている。

## 13 財務・経理システム

　給与，財務，経営といった総務・経理的業務を支援するシステムのことである。

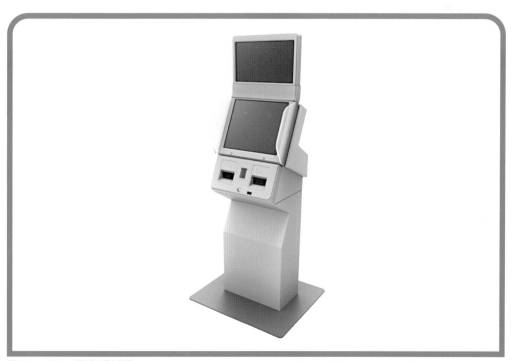

**図1−27　再来受付機**　　　　　　　自動再来受付機 APS-3300M（株式会社アルメックス）

## 14 経営管理システム

　部門別・科別損益の把握，患者別損益の把握，診療行為別損益の把握が可能なシステムである。民間企業の経営ノウハウを導入し，病院経営の諸問題を計数化により明らかにし，マネジメントサイクルのなかで，目標設定，進捗管理，意思決定などに利用することで戦略的な経営を実現するシステムである。

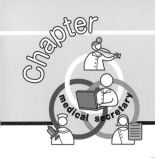

# 2 レセプト電算処理システムとオンライン請求

## レセプト電算処理システム　1

　レセプト電算処理システムは，保険医療機関または保険薬局が，電子レセプトをオンラインまたは電子媒体により審査支払機関に提出し，審査支払機関において，受付，審査および請求支払業務を行い，保険者が受け取る仕組みのことである（図2-1）。

　電子レセプトとは，以前は紙のレセプト（診療報酬明細書のことで，保険医療機関または保険薬局が保険者に医療費を請求する際に使用する）で医療費の請求を行っていたが，保険医療機関・保険薬局，審査支払機関，保険者の医療保険関係者すべての事務の効率化の観点から「レセプト電算処理システム」が構築され，現在では，ほとんど電子レセプトによる請求となっている。

　電子レセプトは，紙レセプトのように，定められた様式の所定の場所に，漢字やカナ，

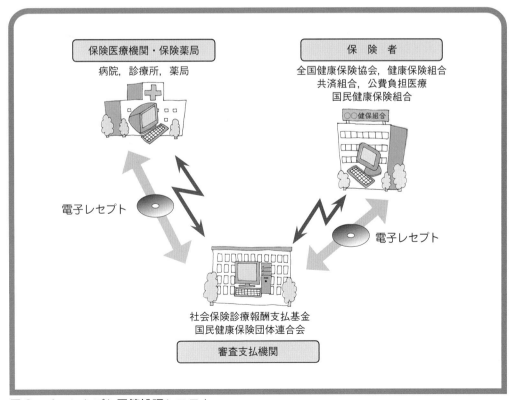

図2-1　レセプト電算処理システム

アルファベットによって傷病名や診療行為を記録（記載）する方法と違い，厚生労働省が定めた規格・方式（記録条件仕様）に基づきレセプト電算処理マスターコードを用い，CSV 形式のテキストで電子的に記録されたレセプトのことで，保険医療機関・保険薬局，審査支払機関および保険者に共通仕様となっている。

　保険医療機関・保険薬局からの電子レセプト請求は，保険医療機関・保険薬局は，請求省令（昭和 51 年厚生省令第 36 号）＊によって，2011（平成 23）年 4 月診療分までに順次電子レセプト請求によるものとされており，2015（平成 27）年 4 月診療分からは，一部の例外（手書きまたは常勤の医師・薬剤師全員 65 歳以上の高齢者である保険医療機関・保険薬局）を除いて，電子レセプトによる請求が義務づけられている。 また，電子レセプトの請求方法などについては，厚生労働省保険局総務課長通知（平成 22 年7 月 30 日保総発 0730 第 2 号）によって，取扱要領が規定されている。

> ＊**請求省令**：正式名称は「療養の給付及び公費負担医療に関する費用の請求に関する省令」。公布時の名称は「療養の給付，老人医療及び公費負担医療に関する費用の請求に関する省令」であったが，2006（平成 18）年に改題された。

# オンライン請求システム　2

　オンライン請求システムは，保険医療機関・保険薬局と審査支払機関，審査支払機関と保険者などを，全国規模のネットワーク回線で結び，レセプト電算処理システムにおける診療報酬などの請求データ（レセプトデータ）をオンラインで受け渡す仕組みを整備したシステムである。

　保険医療機関・保険薬局では，レセプト電算処理システムで請求するレセプトデータをオンライン請求で使用するパソコンに取り込み，オンライン請求センターに送信する。送信用のソフトウェアは，審査支払機関から無償で配布されている。審査支払機関では，保険医療機関・保険薬局からオンライン請求センターに送信されたレセプトデータを，Web サーバで受け付け，既存のシステムに接続し，業務処理を行うこととなる。審査支払機関で審査した結果は，増減点連絡書データとして，Web サーバを介し保険医療機関・保険薬局へ配信される。

　オンライン請求は，レセプト電算処理システムによるレセプトデータを送信する仕組みであるため，保険医療機関・保険薬局は，前提としてレセプト電算処理システムを導入する必要がある。2020（令和 2）年 3 月時点において，病院が 98.7％，診療所 98.6％，歯科 98.6％，薬局 99.6％ の請求がオンラインによるものとなっている（件数ベース）。

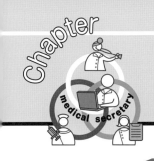

# Chapter 3

# 地域医療システムと遠隔医療システム

## 地域医療システム 1

　医療の高度化，専門化，機能分化，また医療資源の効率的利用のため，医療における地域連携への取り組みが促進されている。病院情報システムが病院施設内の情報化を目的に開発されるのに対し，地域医療システムは，ネットワークなどを媒体として，情報の連携をめざすものである（図3－1）。特に，電子カルテシステムによる完全ペーパレス化（情報の完全データ化）の実現は，地域医療システムにおいて重要な役割を果たすものとして期待されている。地域医療機関の連携の種類としては，病病連携，病診連携，診診連携がある。

## 1 地域医療連携の態様

### （1）病病連携

　病院は病院の機能により地域支援型病院（急性期病院），慢性期病院，療養型施設な

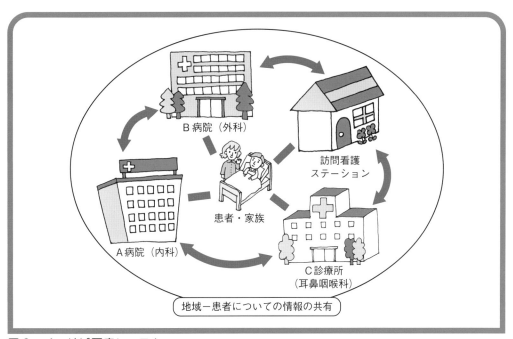

図3－1　地域医療システム

どに分類され，病状に応じた医療が行われるようになっており，各病院間では日ごろから連携を取りながら，患者の病状に応じた適切な医療が受けられるように，互いに協力・補完し合うことで，そのときどきの病態に合った入院治療機能を効率的に提供できるよう連携している。

## （2）病診連携

　　患者は，普段は近隣の医療機関である「かかりつけ医」で診察を受けるのが一般的で，「かかりつけ医」が特別な検査や治療が必要だと判断した場合は，先進医療機器を備えた病院を紹介する。高度医療機器やそれをもとに質の高い医療を行う総合病院と「かかりつけ医」が互いに連携を取り合って，患者に最適な医療を提供することを目的としている。

　　具体的には，精密な検査や入院の必要な病気が見つかった場合は，病院への紹介が行われ，また，入院治療が必要でなくなった場合は病院から診療所へ紹介されるという連携システムであり，この仕組みを活用することにより地域医療における効率的な医療提供が実施され，医療費の削減を図ることができる。

## （3）診診連携

　　医療が進歩し，より専門的な診療が要求されると，患者は複数の診療科に受診することが必要となってくる。診診連携は，内科，外科，整形外科，眼科，耳鼻咽喉科，皮膚科などの地域の診療所間でそれぞれの専門性をいかし，協力しながら患者の診療にあたることをいう。

## 2　オンライン資格確認

　　医療機関（病院や診療所，クリニック，薬局）にとって訪れた患者が加入している医療保険情報を確認する「資格確認」は重要な業務である。それを実施するためには，受付窓口で患者が提出した健康保険証を受け取り，記号・番号，氏名などの確認，電子カルテのシステムに入力，あるいはスキャナを通して情報を読み取るなどの作業が必要であるが，患者の待ち時間の問題や受付窓口の負担増加，失効保険証の利用による過誤請求，未収金の発生などの問題が存在していた。これらの問題を解決するために，2021（令和3）年3月から「オンライン資格確認」（図3-2）が導入された。

　　オンライン資格確認は，ネットワークを介して患者の保険資格をリアルタイムに確認できる仕組みで，マイナンバーカードのICチップまたは健康保険証に記載されている記号や番号等を用いることにより確認を行う。このシステムが導入されることにより，患者に対し個人単位で資格履歴を一元管理することが可能となり，その結果「受付窓口，患者双方の負担軽減」，「失効保険証の利用，資格誤認によるレセプト返戻の作業削減」

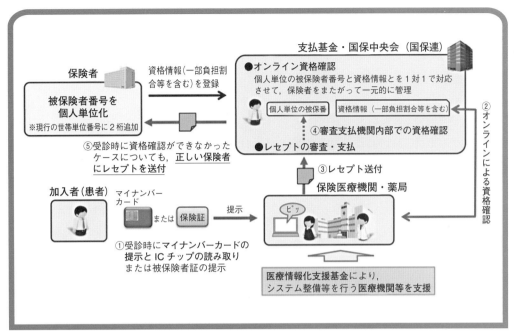

**図３−２　医療保険のオンライン資格確認の概要について**
（令和２年２月18日 厚生労働省保険局医療介護連携政策課 保険データ企画室）

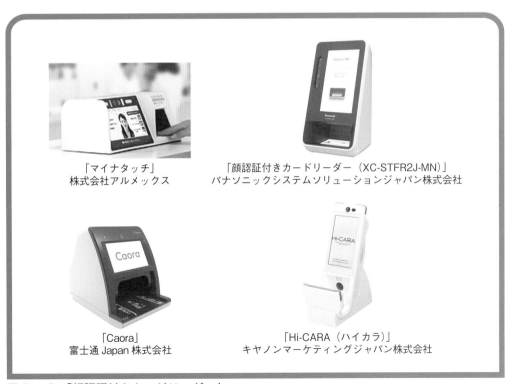

「マイナタッチ」
株式会社アルメックス

「顔認証付きカードリーダー（XC-STFR2J-MN）」
パナソニックシステムソリューションジャパン株式会社

「Caora」
富士通 Japan 株式会社

「Hi-CARA（ハイカラ）」
キヤノンマーケティングジャパン株式会社

**図３−３　「顔認証付きカードリーダー」**

「被保険者証類，特例制度，証明書類など，事前確認できる事実の一括確認」の問題が解決されることが可能となる。

　流れとしては，患者は医療機関等を受診時にマイナンバーカードまたは健康保険証を提示 → それを受け取った受付窓口は顔認証付きカードリーダー（図3－3）でマイナンバーカードまたは保険証を読み取る → 読み取った情報はオンライン請求ネットワークを介し社会保険診療報酬支払基金（支払基金）・国民健康保険団体連合会（国保連）のサーバに送信される。保険者が一部負担割合など含んだ最新の資格情報を支払基金・国保連に登録していることでリアルタイムに患者の資格情報や薬剤情報等を確認することが可能なシステム構成となっている。

　今後，拡張予定の機能としては，特定健診データなどの保険者間の連携やマイナポータル等の活用が予定されており，特定健診データ等の管理等を支払基金・国保連に委託する仕組を実現することで保険者間での円滑なデータ連携が可能となる。マイナポータルや民間企業のPHR（Personal Health Record）サービスを活用することで，患者本人が経年の特定健診等の記録を確認できるシステムの整備などが検討されている。

# 遠隔医療システム　2

　遠隔医療システムとは，医師が患者から離れた地点から診察を行ったり，遠隔地やへき地で診察する医師に対し専門医が情報提供することなどを可能とする支援システムのことである。医師は，直接患者と対面せずに通信技術を用いて，診断・診療などの医療にかかわる行為や在宅健康管理などの保健にかかわる行為を行う。遠隔医療は，主にテレパソロジー，テレラジオロジー，テレケア，テレサージェリーの4つのカテゴリに分けられる（図3－4）。

## 1 テレパソロジー（遠隔病理画像診断）

　がんの手術などでは，手術部位の細胞を一部取得し，その細胞を顕微鏡レベルで確認した後に，正常組織か病変組織かどうかの診断を行う。この診断を行うのが病理医で，現在，病理医は全国的に不足しており，テレパソロジーを使うことで効率的な病理診断が行える。具体的には，顕微鏡にデジタルカメラを装着し，病理医に組織画像を送信し診断してもらい，結果が即時に依頼元の医療機関へフィードバックされ，手術などに役立てることができる。

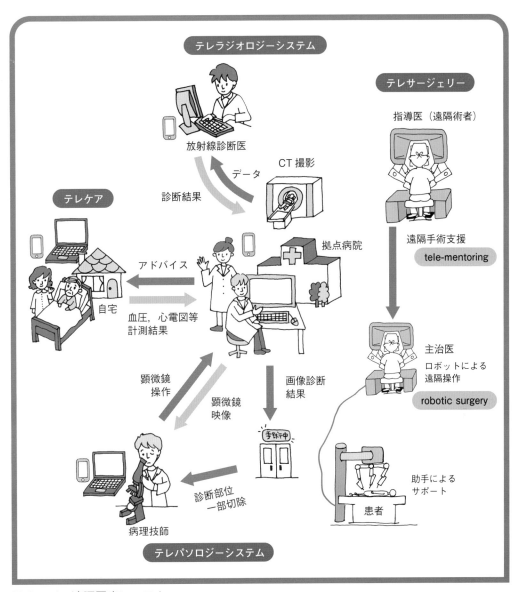

**図3－4　遠隔医療システム**

## 2 テレラジオロジー（遠隔放射線画像診断）

　放射線画像を取得する CT や MRI などの画像を遠隔地にいる放射線診断医に転送し，診断する。結果は依頼元医療機関へフィードバックされ診療に役立てられる。また，CT や MRI の普及に比べて，放射線診断医は不足しているため，このシステムを利用し，放射線診断医に効率的に診断してもらうことが可能となっている。

## 3 テレケア（在宅健康管理）

　健康管理端末で測定した生体情報を保健師や医師へ転送し，その情報に基づく指導などを行う。たとえば，トイレで排尿すると便器にセンサーがついており血糖値が自動でわかるシステムや，ネットワーク対応型携帯心電計で心電計の情報を随時医療機関へ転送するシステム，無線通信機を内蔵した電気ポット「みまもりポット」などで独居高齢者などの在宅確認，安否確認を行うものなどがある。

## 4 テレサージェリー（遠隔手術）

　テレサージェリーは，遠隔地から手術を指導する遠隔手術支援「tele-mentoring」とロボットにより遠隔操作で手術を行う「robotic surgery」の2つの要素を中心にした通信技術の外科分野の応用をいう。遠隔手術支援は，専門医が場所を移動せずに手術の指導が可能で，離島やへき地の患者・医師のみならず，大都市の患者・医師にも大きなメリットをもたらす。通信システムの充実が必須で，実現できればタイムラグなしでロボットを動かせ，どこにいても専門医の手術を受けることが可能となる。しかし機器が高額であるためその費用負担，保険診療など法的・社会的問題もあり，これらの問題を早期に解決し，全国的な普及が望まれる。

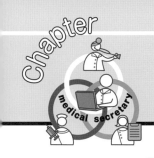

## クラウドコンピューティングの活用 ①

　クラウドコンピューティングとは，特にインターネットをベースとしたコンピュータのことを表す。従来から存在するネットワークコンピューティング，ユーティリティコンピューティング，ASP（application service provider の略，ネットワーク経由でアプリケーションソフトなどの機能を提供するサービスのこと），SaaS（software as a service の略，必要な機能を必要な分だけサービスとして利用できるようにしたソフトウェアまたは提供形態のこと。一般にはインターネット経由で必要な機能を利用する仕組みのことをいう）などを言い替えたもの，あるいはこれらの要素をもち，さらに発展させたものである（図4－1）。

　クラウドコンピューティングでは，ユーザーはコンピュータ処理をネットワーク経由で種々のサービスが利用できる。従来のコンピュータ利用は，企業や個人などがコンピュータのハードウェアやソフトウェアなどを自ら保有・管理していたのに対し，クラウドコンピューティングでは，ユーザーはインターネットの向こう側からソフトウェアなどのサービスを受け，その利用料金を支払う。ユーザーは，パソコンやスマートフォンなどのクライアント，ブラウザ，インターネット接続環境だけ必要で，クラウドサービス利用料金を支払えば，処理が実行されるコンピュータおよびコンピュータ間のネッ

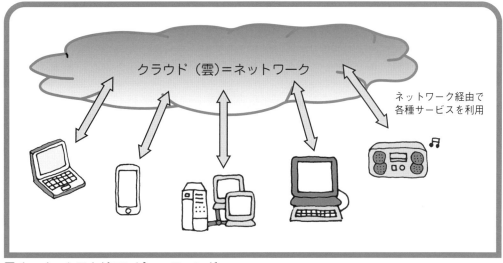

**図4－1　クラウドコンピューティング**

トワークは，サービスを提供する企業側に設置されているため，それらのコンピュータ本体およびネットワークの購入・管理運営費用や蓄積されるデータの管理の手間や経費が軽減されるというメリットがある。企業は自社でサーバを管理する必要がなく，今後，多様なサービスの提供が増加すると予想される。また，企業のクラウド活用としては，事務作業などのオフィスワークを主体とする社員が，インターネット環境が整った自宅でも行うことが可能となり，在宅勤務が増加する。

# コスト削減に有利で災害に強いクラウド 2

クラウドの活用は，企業だけではなく自治体でも行われている。総務省では，クラウドを活用して，住民情報（住民基本台帳，税，国民健康保険，介護保険など）を民間のデータセンターで保有管理し，自治体専用回線を経由して利用する「自治体クラウド」の推進が始まっている。自治体クラウドは，従来からの各自治体が民間事業者と契約し，庁舎内にサーバを設置して個別に運用管理する方法とは異なる。これまでは介護や福祉制度の変更のたびに，おのおので情報システムを整備改修し，その経費が財政圧迫の要因の一つとされてきた。しかし自治体クラウドを利用すれば，制度が変わってもシステムの整備改修の必要がなく，またデータセンター\*に住民情報を預けることで，自治体がサーバを所有しないため，運用費も抑えられる。

クラウドは，地震などの災害にも強く，自社のオフィスが災害にあっても，インターネット環境とパソコンがあればいつでもどこでも業務を再開できるという利点がある。クラウドサービス事業者は，複数地域のデータセンターに保管データの複製を置き，データセンターが災害にあっても別のデータセンターの活用により，顧客は事業を継続できるという利点がある。

> \*データセンター：顧客のサーバを預かり，インターネットへの接続や保守・運用サービスなどを提供する施設のこと。制震・耐震・免震構造に優れたビルに高速の通信回線を引き込んだ施設で，冷却システムを備えた空調設備や非常時には自家発電設備による電力の供給を行い運用の継続を確保している。その他のサービスとして，24時間365日体制の監視サービスや高度なセキュリティなどもある。

# 医療分野におけるクラウドコンピューティングの活用 ③

　2010（平成22）年2月1日厚生労働省医政局長・厚生労働省保険局長よりの「診療録等の保存を行う場所についての一部改正について」という通知（p.9～参照）により，「医療情報システムの安全管理に関するガイドライン」「医療情報を受託管理する情報処理事業者向けガイドライン」「ASP・SaaSにおける情報セキュリティ対策ガイドライン」「ASP・SaaS事業者が医療情報を取り扱う際の安全管理に関するガイドライン」が遵守されることを前提条件として，それまでは震災対策などの危機管理上の目的に限定されていた民間事業者による診療録などの外部保存が，この目的に限定されることなく認められた。

　この通知により，企業が保有する医療情報を外部のデータセンターへ保存ができることが認められ，ネットワークを介したクラウドコンピューティングによるITサービスを，医療分野において企業が提供できるようになった。クラウドによるサービス提供は経費がかからず，他施設との連携が容易であり，自ら保守管理をする手間がないなどのメリットがあるため，今後，大きく普及する可能性がある（図4－2）。

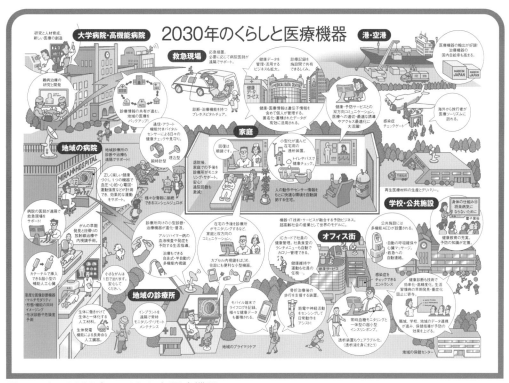

**図4－2　2030年のくらしと医療機器**

（経済産業省：技術戦略マップ2010　医療機器分野）

クラウドコンピューティングは，電子カルテ，PACSといったアプリケーションだけでなく，経営支援システム，調剤薬局向けシステム，臨床検査関連システムなどのサービスにおいても活用され，クラウド事業者がサービスを一括管理できるため，経費削減だけではなく，収集されたデータを活用した二次的なサービスの提供も可能となる。

　従来の電子カルテは，診療情報などのデータが院内サーバに保存されるが，クラウド型電子カルテでは，インターネットを活用してデータセンターにおいて管理し，診療情報をバックアップ体制の整ったセキュリティの高いサーバに分散して保存される。地震や台風などの災害により，医療機関が被災した場合でも，データは消失せずにすみ，症例によっては他の病院や専門病院と連携し，情報交換もスムーズにできる。

　クラウド型電子カルテは，医師が院外においてインターネット環境と専用のソフトウェアが入ったモバイルパソコンがあれば，どこにいてもカルテを閲覧でき，また書き込むことができるため，在宅医療での活用や遠隔診療にも期待されている。また災害非常時には，衛星回線でインターネットにつないで電子カルテにアクセスし，診療を続ける態勢も可能のため，今後が期待される。

【序章〜第4章　文献】
参 考 文 献
• 片柳学園　日本工学院専門学校：文部科学省補助事業　病院勤務医が求める中堅医療秘書育成のためのレベル別教育プログラム開発.
• ケアアンドコミュニケーション編：電子カルテシステムの理解と演習，ケアアンドコミュニケーション，2016.
• 医療秘書教育全国協議会編：医事コンピュータ関連知識，建帛社，2011.
• 保健医療福祉情報システム工業会編：医療情報システム入門2009，社会保険研究所，2009.
• 日本医療情報学会医療情報技師育成部会編：新版　医療情報　医療情報システム編，篠原出版新社，2009.
• 専門・診療情報管理編：診療情報管理Ⅲ，日本病院会，2012.
• 伊藤典子編：ステップアップ　医師事務作業補助者学習テキスト，オーム社，2012.
• 佐藤秀次監修，瀬戸僚馬編：医師事務作業補助マネジメントBOOK，医学通信社，2012.
• 平成23年度　文部科学省　東日本大震災からの復旧・復興を担う専門人材育成支援事業　電子カルテ代行入力教材.

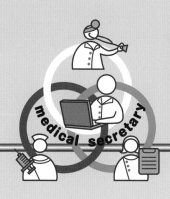

# 医師事務作業補助者
# の文書作成

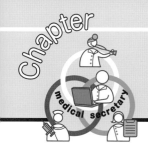

# 5 医師事務作業補助者

2000（平成12）年の医師法改正を受け，2004（平成16）年4月より新医師臨床研修制度が実施され，卒業してからの2年間，医師は臨床研修を受けることとなった。新制度が導入されたことで，医師不足の問題は顕在化し，大都市の病院に研修医が集中する傾向にある。さらに，患者の診療に対する意識は多様化し，医療を取り巻く環境も大きく変化していることをかんがみ，厚生労働省が2008（平成20）年より病院勤務医の業務軽減を目的として診療報酬請求の対象として配置したのが「医師事務作業補助者」である。

## 医師事務作業補助体制加算 新設の背景　1

### 1 深刻な医師不足

『OECDヘルスデータ2019*』によれば，日本の人口1,000人当たりの医師数は2.5人（2019年）であり，これはOECD加盟国の単純平均3.5人を下回っている。日本より医師数が少ない国は，わずかしかない（図5－1）。

> ＊OECDヘルスデータ：OECD加盟国の保健医療指標の国際統計を比較するデータのことで，2001年から始まり毎年更新されている。
> OECD（Organization for Economic Cooperation and Development：経済協力開発機構）は，先進国間の自由な意見交換・情報交換を通じて，①経済成長，②貿易自由化，③途上国支援に貢献することを目的としている。2021年現在，OECDの加盟国は38カ国。

このように人口1,000人当たりの日本の医師数は国際的に見て低いレベルにある。また，厚生労働省の調査によれば，2018（平成30）年12月31日時点での全国の医療施設に従事する「人口10万人対医師数」は246.7人である。都道府県別では，徳島県が329.5人と最も多く，次いで京都府の323.3人，高知県316.9人となっている。最も少ないのは埼玉県の169.8人，次いで茨城県187.5人，千葉県194.1人と続く（図5－2）。

主たる診療科別でみると，小児科は島根県の181.7人が最も多く，茨城県の83.4人が最も少なかった。産婦人科・産科では最多は島根県が64.0人，最少が埼玉県の30.3人，さらに，外科は最多が長崎県の32.4人，最少が埼玉県の15.0人であった。全国の医師数は327,210人おり，内訳は男255,452人（78.1％），女71,758人（21.9％）と，女性医

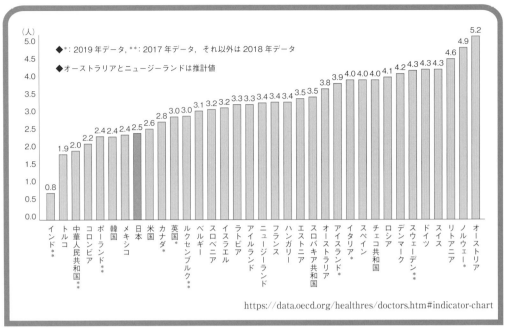

**図 5 - 1　人口 1,000 人当たり臨床医数の国際比較**
（OECD（2021），Doctors（indoctor）doi;10.1787/4355ene1ec-en，2021 年 6 月 9 日アクセス）

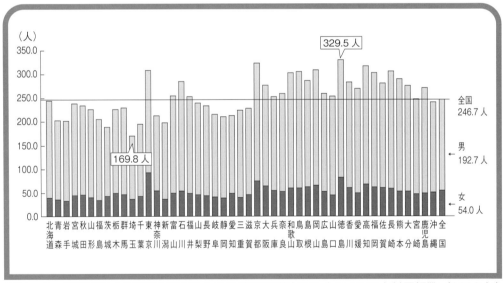

**図 5 - 2　都道府県（従業地）別にみた医療施設に従事する人口 10 万人対医師数（2018 年）**
（平成 30 年医師・歯科医師・薬剤師統計の概要）

　1　医師事務作業補助体制加算新設の背景

師数が 4 割を超えている OECD 諸国より低水準である。

　このように，地域や診療科，男女の偏在により，医師の働き方にも問題が起きている。

　日本の人口が減少傾向にあるにもかかわらず，高齢化率（総人口に占める 65 歳以上人口の割合）は，2020（令和 2）年現在の 28.8％から 2036（令和 18）年には約 33％へと大きく高まると予測されている（内閣府：令和 3 年版高齢社会白書）。このような急速な高齢化の進行に伴い，医療機関を受診する高齢者は今後 10 年間増え続け，外来・入院患者の増加が予想される。

　先にも述べたように，2004（平成 16）年に「卒後臨床研修」が義務化され，初期研修の場所として都市部の民間病院や公立病院を選択することができるようになり，その結果，大学の医局に所属する医師は激減した。大学の医局から中小病院や地方のへき地へ医師を派遣していたこれまでの制度が崩壊したことも医師不足に拍車をかけた。

　医師は全国的に不足しているが，特に地方の病院での医師不足が深刻となっている。地域による偏りだけでなく，診療科による偏りも大きな問題となっており，特に産科，小児科，麻酔科，外科という過酷な勤務を強いられる診療科の医師のなり手が少なく，深刻な事態となっている。そのため病院勤務医の長時間労働や救急患者の受け入れ不能状態が頻発している状況など社会問題となっている。

## 2　病院勤務医の過酷な労働時間

　病院勤務医の勤務時間について，「病院勤務医の負担軽減の実態調査結果報告書〔診療報酬改定の結果検証に係る特別調査（平成 20 年度調査）〕」（中央社会保険医療協議会）によれば，直近 1 週間の実勤務時間の平均は，医師責任者は 58.0 時間，医師は 61.3 時間であり，これは労働基準法に定められた週 40 時間を大幅に上回っている。

　診療科別にみると，医師責任者では「救急科」（62.6 時間）が最も長く，次いで「脳神経外科」（62.3 時間），「産科・産婦人科」（60.2 時間），「外科」（60.1 時間）であった。医師は「救急科」（74.4 時間）が最も長く，次いで「外科」（65.0 時間），「小児科」（63.7 時間）「脳神経外科」「産科・産婦人科」（ともに 63.9 時間）であった。

　当直においては，医師責任者の 2008（平成 20）年 10 月 1 カ月当たりの平均当直回数は，「産科・産婦人科」が 2.90 回で最も多く，次いで「救急科」が 2.73 回，「小児科」が 2.13 回，「脳神経外科」が 1.78 回であった。医師の 2008 年 10 月 1 カ月当たり平均当直回数は，「救急科」が 5.48 回と最も多く，次いで「産科・産婦人科」が 4.51 回，「小児科」が 3.48 回，「脳神経外科」が 3.03 回であった。

## 3　医師事務作業補助体制加算の新設

　病院勤務医の勤務時間が増加している理由の一つとして，同意書や診断書などの文書

作成に要する事務作業の時間が増えたことがあげられる。そのため医師本来の業務である診療行為に支障をきたしていることが問題視され，勤務医の事務業務の負担を軽減することを目的として，2008（平成20）年度の診療報酬改定に伴い医師事務作業補助体制加算が新設された。

　医師の指示で事務作業の補助を行う専従の者は，「医師事務作業補助者」とよばれる。医療機関によっては，医師事務作業補助者のことを「医療クラーク」または「医療秘書」「医師秘書」などともよんでいる。

## 4 医師事務作業補助体制加算（令和2年度診療報酬改定）

　令和2年度診療報酬改定では，医師事務作業補助体制加算の評価の充実を図るため，基本的な考え方として，「勤務医の働き方改革を推進し，質の高い診療を提供する観点から，医師事務作業補助体制加算について勤務医の勤務環境に関する取組が推進されるよう，要件及び評価を見直す」とした。

　また具体的な内容として，「1. 勤務医の働き方改革を推進し，質の高い診療を提供する観点から，医師事務作業補助体制加算について，算定が可能な病棟等を拡大するとともに，評価の見直しを行う。2. 医療資源の少ない地域に配慮した評価について，へき地医療拠点病院であることが要件となっている評価を対象に追加する」としている。

　この改定では，回復期リハビリテーション病棟入院料や地域包括ケア病棟入院料等も算定可能となった。

---

**医師事務作業補助者の配置に係る評価の充実**

➤ 医師の働き方改革を推進し，質の高い診療を提供する観点から，医師事務作業補助体制加算について，算定が可能な病棟等を拡大するとともに，評価の見直しを行う。

| 現行 | | 改定後 | |
|---|---|---|---|
| 医師事務作業補助体制加算1 | 198〜920点 | 医師事務作業補助体制加算1 | 248〜970点 |
| 医師事務作業補助体制加算2 | 188〜860点 | 医師事務作業補助体制加算2 | 233〜910点 |

【新たに算定可能となる入院料】
・回復期リハビリテーション病棟入院料（療養病棟）　　　・有床診療所入院基本料
・地域包括ケア病棟入院料/入院医療管理料（療養病棟）　・有床診療所療養病床入院基本料
・結核病棟入院基本料　　　　　　　　　　　　　　　　・精神療養病棟入院料　　　等

➤ 20対1〜100対1補助体制加算について，医療資源の少ない地位会に所在する保険医療機関であれば，要件を満たすこととする。

図5－3　タスクシェアリング／タスク・シフティングのための評価の充実
（令和2年度診療報酬改定の概要　厚生労働省保険局医療課）

| 1　医師事務作業補助体制加算 1 | | 2　医師事務作業補助体制加算 2 | |
| --- | --- | --- | --- |
| イ | 15 対 1 補助体制加算　970 点 | イ | 15 対 1 補助体制加算　910 点 |
| ロ | 20 対 1 補助体制加算　758 点 | ロ | 20 対 1 補助体制加算　710 点 |
| ハ | 25 対 1 補助体制加算　630 点 | ハ | 25 対 1 補助体制加算　590 点 |
| ニ | 30 対 1 補助体制加算　545 点 | ニ | 30 対 1 補助体制加算　510 点 |
| ホ | 40 対 1 補助体制加算　455 点 | ホ | 40 対 1 補助体制加算　430 点 |
| ヘ | 50 対 1 補助体制加算　375 点 | ヘ | 50 対 1 補助体制加算　355 点 |
| ト | 75 対 1 補助体制加算　295 点 | ト | 75 対 1 補助体制加算　280 点 |
| チ | 100 対 1 補助体制加算　248 点 | チ | 100 対 1 補助体制加算　238 点 |

注　勤務医の負担の軽減及び処遇の改善を図るための医師事務作業の補助の体制その他の事項につき別に厚生労働大臣が定める施設基準に適合しているものとして地方厚生局長等に届け出た保険医療機関に入院している患者（第１節の入院基本料（特別入院基本料等を除く。）又は第３節の特定入院料のうち，医師事務作業補助体制 加算を算定できるものを現に算定している患者に限る。）について，当該基準に係る区分に従い，入院初日に限り所定点数に加算する。

# 職務と，求められる能力 ②

## 1 医師事務作業補助者の主な業務内容

　　医師の代行として医師事務作業補助者が行う主な業務を表５－２に示した。医師事務作業補助者は，カルテをみながら必要事項を電子カルテなどに代行入力し，最後に医師が正しく記載されていることを確認後，文書を患者に提供している。

**表５－２　医師事務作業補助者が医師の代行として行う主な業務**

| 院外文書作成 | 紹介状，診療情報提供書，生命保険会社に提出する診断書・証明書，訪問看護指示書，介護保険の主治医意見書　など |
| --- | --- |
| 院内文書作成 | 入院書，証明書，予約表，退院サマリー，手術記録，検査等の承諾書，院内紹介状，入院診療計画書　など |
| 文書作成の様式が決まっている文書 | 死亡診断書（保険会社用），傷病手当金意見書（記入部分を限定している），労災保険の休業補償療養費請求書，交通事故の診断書（保険会社用），おむつの使用証明書　など |
| その他 | 電子カルテとオーダリングシステムへの代行入力，院内がん登録，退院時サマリー，処方箋代行作成，紹介状返書代行作成　など |

## 2 求められる知識・能力

文書作成や電子カルテなどへの代行入力を行うため，次の知識・能力が必要とされる。

- 基礎医学，解剖生理学，病理学，病気などの知識。
- 初診から手術までの流れを理解し，さらに検査や入院についての知識。
- 電子カルテやオーダリングシステムの代行入力を行う能力。
- 物品管理や診療報酬請求などを行う能力。
- 病院経営の視点をもち，それを医療現場でいかせる能力。
- 医療現場で何が求められているかを探り，それを自分で解決し，それぞれの現場で活躍できる能力。
- メンタルケアの知識とコミュニケーション能力。

コミュニケーション能力には，患者ならびにその家族との接し方（接遇，コミュニケーション）だけでなく，医療者が多忙で説明不足の際の患者の不安感を医師や看護師に伝える役割，混雑する外来診察の際には患者への説明や補助を的確に行うことによって患者と医療従事者間に発生しうる不要な軋轢を軽減するスキルなども必要とされる。

また，検査予約の際には患者の常用薬が検査時に副作用を起こす危険性がないかをチェックして医療事故を減少させる知識など，幅広い知識が要求される。

## 3 文書作成における注意事項

医師事務作業補助者の業務の中で，多くの割合を占めるのは文書作成である。

文書を作成するうえでの注意事項は下記のとおりである。

1. 正確さとわかりやすさのバランスがとれた文書を作成する。
2. 表現は簡潔にする。
3. 差別的な表現は注意が必要である。
4. 相手に応じた適切な表現を選択する。
5. 読む側に配慮した文書内容を心がけて作成する。
6. 適切なタイミングで作成する。

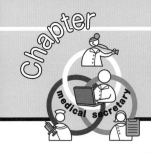

# 6 医療機関が交付する文書

## 文書の取り扱い 1

## 1 文 書 料

　医療機関で取り扱う文書にはさまざまなものがある。各医療機関独自の様式による所定の用紙のほか，交通事故・生命保険関連の文書など多岐にわたる。患者から費用をもらってよい文書もあるが，無料で交付しなければならないものもある。

　文書料の取り扱いについて，表6-1に示した。

### 表6-1　文書料の取り扱い

| 無料交付<br>（本人・家族の医療費給付を受けるための文書等） | 患者が保険給付（一部除く）を受けるために必要なもの*1 | ・高額療養費支給申請書<br>・移送費支給申請書<br>・埋葬料請求書<br>・医療等の状況（日本スポーツ振興センター）<br>・生活保護に必要な証明書・意見書 | |
| --- | --- | --- | --- |
| | 医師会において無料で協力通知が出されるもの | ・学校感染症にかかわる登校許可書等 | |
| 有料交付<br>（患者の求めに応じて医療機関が発行する文書等） | 保険扱いとなるもの | ・傷病手当金意見書<br>・感染症（結核）申請書・診断書<br>・療養費同意書（柔道整復以外にかぎる） | ・訪問看護指示書（特別指示書）<br>・診療情報提供書<br>・薬剤情報提供書<br>・在宅患者訪問点滴注射指示書 |
| | 保険扱いとならないもの | ・介護保険施設サービス利用前の健康診断書<br>・出産手当金支給申請書<br>・出産育児一時金支給申請書<br>・家族出産育児一時金請求書<br>・出生証明書<br>・診断書（医療機関所定様式）<br>・入院証明書<br>・死亡診断書<br>・小児慢性特定疾病医療意見書 | ・自立支援医療証（育成医療・更生医療）交付申請のための意見書<br>・自立支援医療（精神通院）診断書*2<br>・原爆被爆者対策による健康管理手当申請診断書<br>・指定難病の公費負担申請の臨床調査個人票，意見書，診断書<br>・その他公費等の診断書 |
| | ・自由診療にかかわるもの | | |

＊1：就職時に健康診断書等で福祉事務所が必要と認めた者は福祉事務所宛に請求。

＊2：生活保護の場合，福祉事務所に請求。

表6－1で示したように，文書量の取り扱いには4つのパターンがある。

（1）無料交付 → 患者が保険給付（一部を除く）を受けるために必要な文書

（2）医師会において無料で協力通知が出されるもの

（3）保険請求（診療点数での算定）になるもの

（4）有料交付 → 無料交付以外の有料交付として差支えのないもの
　　　　　　　　自由診療に係るもの

　患者から保険給付を受けるために必要な証明書・意見書の交付を求められたときには，無料で交付しなければならない（医師法第19条第2項および保険医療機関及び保険医療養担当規則第6条）。ただし，一部の証明書・意見書は文書料を徴収することができる。

---

**🅿 ポイント**

- 傷病手当金意見書（傷病手当金意見書交付料1回につき100点）
　会社を休んだ日（公休，有休含む）が連続して3日間あるうえで，4日目以降から支給。
　支給期間は支給開始後1年6カ月（傷病手当金対象外→①労災　②任意継続被保険者）。

- はり，きゅう，マッサージの施術にかかわる同意書（療養費同意書交付料1回につき100点）
　初療施術を受けた場合，必ず「医師の同意書」が必要。医師の同意書があることを3カ月ごとに証明する必要あり。

- 医療要否意見書（意見書料無料）
　生活保護を受けている場合に病院に提出する。
　国民健康保険加入者はいったん国保から脱退し，保護は廃止になった段階で再度加入の手続きを取ることになる（生活保護の医療扶助として）。
　社会保険加入者は，社会保険で支払われる分を除いた部分（窓口支払い分）に医療扶助が適用となる。
　〔例：窓口負担3割の場合→社会保険7割＋生活保護3割（医療扶助）〕

## 2 文書の提出先

主な文書の提出先を，表6－2に示した。

**表6－2　主な文書の提出先**

| 文書名 | 請求者 | 各種書類の交付 | 提出先 |
|---|---|---|---|
| 診断書・証明書 | 患者 | 医療機関 | 職場・学校等へ提出 |
| | | | 交通事故での診断書は，警察へ人身事故の証明書として提出 |
| 健康診断書 | 患者 | 医療機関 | 入学願書に添付 |
| | | | 就職時に提出 |
| 出席停止証明書 | 患者 | 医療機関 | 学校へ提出 |
| 入院・手術証明書 | 患者 | 医療機関 | 生命保険給付金の査定のため各保険会社へ提出 |
| 出生証明書 | 患者（家族） | 医療機関 | 出生届とともに市区町村窓口 |
| 出産証明書 | 患者 | 医療機関 | 育児時間・育児休暇申請のために職場に提出 |
| 傷害保険診断書 | 患者 | 医療機関 | 保険会社 |
| 死亡診断書 | 親族等 | 医療機関 | 市区町村窓口 |
| 健康保険 | 患者 | 医療機関 | 事業主　→　保険者 |
| 傷病手当金 | （被保険者） | 医療機関 | 事業主　→　保険者 |
| 出産育児一時金 | | 医療機関 | 事業主　→　保険者 |
| 診療情報提供書 | 患者 | 医療機関 | 他の医療機関等 |
| 医療要否意見書 | 患者 | 医療機関 | 福祉事務所 |
| 自動車損害賠償 | 被害者 | 医療機関 | 損害保険会社 |
| 自動車損害賠償責任保険後遺障害診断書 | （患者） | 医療機関 | 損害保険会社 |
| 休業補償給付支給請求書 | 患者 | 医療機関 | 事業主　→　労働基準監督署 |
| 主治医意見書 | 介護被保険者主治医 | 市区町村 | 介護認定審査会 |
| おむつ使用証明書 | 患者（家族） | 医療機関 | 税務署 |

## 3 生命保険給付金および損害保険給付金申請のための文書作成

　患者やその家族が生命保険・損害保険の給付金を請求する際に必要な文書（診断書，主治医意見書，入院・手術・通院等証明書など）については，各保険会社が独自に定めた書式による文書の交付を求められる場合が多い。記載についての注意事項を示す。

### （1）診断書の記載内容についての相談（交通事故の場合）
　①保険会社の決めた様式に記入することを医師が拒むことは違法行為ではない。
　②診断書の交付は正当の事由がなければ，これを拒んではならない。

### （2）主治医意見書（使用方法）
　介護サービス利用のための場合は，介護サービス計画作成に利用されることについての主治医の同意が必要。

### （3）入院・手術・通院等証明書の注意
　①訂正が生じた場合，必ず証明印による訂正印を押す。
　②内容に不明な点がある場合は，照会する場合がある。
　③証明書には必ず，病院（または診療所）名を記入する。

### （4）給付例の説明
　代表的な手術種類別に，支払いができる場合，できない場合の例示がある。

### （5）入院・手術・通院等診断書
　①一般の文書作成を参考にする。
　②カレンダーに年月を記入のうえ，通院日に○印を記入する。

### （6）治療状況申告書
　①記入事項に相違がないことを証明する。
　②本件について必要とする事項を，病院等に照会または事実確認することについて，被保険者から同意を得ていることが必要。
　③カレンダーに年月を記入のうえ，通院日に○印を記入する。

## 文書を作成するために ②

### 1 読解力と語彙力（要約する力）を高める

　文書作成にあたり，最低限度必要とされる要素は2つある。それは，「読解力」と「語彙力」である。医師事務作業補助者が文書を作成する際には，カルテ（診療録）からの情報を集めることから始めるが，カルテの情報をそのまま写すのでは適切な文書とはいえない。

　カルテからの情報を的確に読み取り，それをコンパクトにまとめることが，文書作成の第一歩となるわけであるが，これを要約という。要約は，元の文章のポイントを含んだ短い的確な文章であり，なおかつ全体が文章としてまとまっていなければならない。そのためには，元の文章の順序を変更したり，表現を変えたりしなくてはいけないため，「読解力」が必要となる。

　また，文書を的確に読み取るには，当然その文書の言葉一つひとつを理解することが前提条件となる。したがって，「読解力」には「語彙力」が常に必要となる。このことは，自分の意見を文書で伝える際も同様で，自分の表現しようと思っていることを周囲に理解させるためには，適切な言葉づかいが求められ，結果として「語彙力」につながる。

　以上から，適切な文書を作成するためには，「読解力」と「語彙力」を身につけることが一番の近道になるといえる（図6-1）。

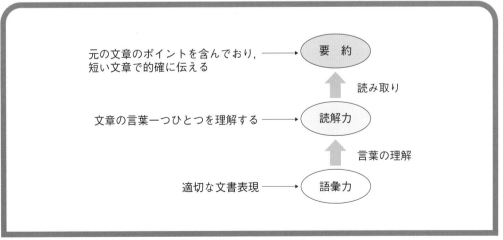

**図6-1　要約（読み取り）の基礎となる読解力と語彙力**

# 2 わかりやすい文書の作成

　日常生活で使われる日本語と，カルテなどの技術文書で用いられる日本語は少し違っている。それは，「厳密さ，簡潔さ，読みやすさ」が重要視されているという点である。特に，医師事務作業補助者の現場では，文書で伝達することがほとんどであり，わかりやすい文書は情報を正確に伝えることによって，読み手である上司，部下，患者などに適切なアクションをとらせることができる。わかりやすい文書を作成する技術は，医師事務作業補助者にとって必須のものだといえる。

　文書作成のテクニック，基本的なポイントを以下に示した。

---

## 文書の表記・表現

A．誤字・脱字・送り仮名の間違い，無意味な空白がない。

B．誤った語句の使い方がない。

C．必要な5W1Hが脱落していない。

D．主部と述部が対応している。

E．助詞の使い方に誤りがない。

F．常体と敬体が混じっていない。

　常体とは，「～だ。～である。～た。」などで文が終わる文体であり，それに対して敬体は，「～です。～ました。」などで終わる文体。文章中で常体と敬体を混用してはならない。

G．4行以上の長文がない。

H．たどたどしい表現がない。

　たどたどしい表現とは，同じ言葉を何度も繰り返したり，無意味な接続詞を多用したりすることなどをいう。たとえば，「やはり」を必要以上に繰り返して使うことは好ましくない。

I．話し言葉を用いない。

　話し言葉とは，「やっぱり」（正しくは「やはり」），「とか」（正しくは「など」），「言ってる」（正しくは「言っている」）などである。また，クエスチョンマークやエクスクラメーションマークなどの使用も避ける。

---

## わかりやすい文書のポイント

### (1) 主語と述語は，できるだけ近くに置く

主語と述語の間に，たくさんの修飾語などを入れると，意味のわかりにくい文になってしまう。

### (2) 修飾・被修飾の関係

修飾語（何を／いつ／どこで／どのように）と被修飾語（どうする）の関係を常に意識して，近くに置くようにする。

例）庭の花が，きれいに咲く。

「庭の」は「花が」を，「きれいに」は「咲く」を詳しく説明しており，これを修飾するという。「庭の」「きれいに」を修飾語といい，「花が」「咲く」を被修飾語という。修飾語は，必ず被修飾語の前にある。「庭の」は，「花が」という体言を含む文節を修飾しているので，連体修飾語といい，「きれいに」は，「咲く」という用言を含む文節を修飾しているので，連用修飾語という。

### (3) 結論を先に書く

特にビジネス文書や論文などでは過程よりも結論が重要視される。したがって，結論を先に，説明を後に書く。最後まで読まなければ何が言いたいのかわからない文章は悪い印象を与える。また，口頭での報告も結論を先に言うのが適切である。

### (4) 表題は，読むだけである程度の内容や結論が推測できるように

特に，ビジネスシーンでは，時間の浪費を避けるために，簡潔で明瞭な文書が要求される。「表題」だけで，内容や結論がわかるようにする工夫が必要である。

### (5) 正しい尊敬語，正しい謙譲語を

尊敬語・謙譲語の正しい使い分けは，会話のなかだけでなく，文書中でも当然できなければならない。これができないと，相手に不快な印象を与えてしまう。

### (6)「の」を 3 回以上続けない

「の」を何回も使うと，読みにくく，間延びした文になる。また，場合によっては，文の意味そのものがあいまいになることもある。

### (7)「行う」を頻繁に使わない

文章の柱は動詞にあるが，「行う」を使ってしまうと文章が貧しく見える。「副詞」を使うことでこの問題は解決できる。

### (8)「〜的」の使用を避ける

「〜的」は，共通理解のない言葉をつくることがある。そのため，読者によってその文書のとらえ方が異なってしまい，正しい結論の理解を妨げる場合がある。ただし，「客観的，

基本的，一般的」というような語句を用いる場合は，これに当たらない。

### (9)「〜など」の正しい使い方

　例を表す場合に「〜など」を使うときは，1つではなく2つ以上の例をあげる。1つの例だけでは，全体のイメージがつかみにくい。

　ただし，性質を表す場合に「〜などのように」と書くのは，これに当たらない。

### (10)「思う」「思います」を連発しない

　この言葉を頻繁に使用すると，自信がなく弱々しい印象を与え，場合によっては無責任さや無礼さをも感じさせることがある。特に，小論文や感想文では，自分の考えや意見を書くことが要求されているので，極力使わないようにする。自信をもって，断定的な表現を使うほうが，文章はぐっと引き締まる。

### (11)「ら抜き言葉」に気を付ける

　現代においては「ら抜き言葉」は常用化しつつあるが，文法的には誤りとされている。なお，このほかにも，「いまいち」「やっぱし」などのような俗語や話し言葉は使わない。

## 文書作成演習 ③

　本節では，診断書，入院診療計画書，検査・手術時説明文書，死亡診断書，院外処方箋，入院・手術証明書，紹介状・診療情報提供書について，まず例題カルテを提示し，それをもとに各文書の記入例や文書作成の留意点などを示す。

# 診 療 録

| 保険者番号 | 3 8 1 3 0 0 1 9 | | 氏名 | | 沢田　孝志 | | | | 公費負担者番号 | | | | | |
|---|---|---|---|---|---|---|---|---|---|---|---|---|---|---|

| 被保険者証 | 記号番号 | 公私東京・5846 | 受診者 | 生年月日 | 明大昭平 28年 6月 5日生 男・女 | 公費負担医療の受給者番号 | |
|---|---|---|---|---|---|---|---|
| | 有効期限 | 令和　5年 3月31日 | | | | 公費負担者番号 | |
| | 資格取得 | 昭和平成令和 51年 4月 1日 | | | | 公費負担医療の受給者番号 | |
| 被保険者氏名 | | 沢田　孝志 | | 住所 | 中央区日本橋人形町1-11-12 電話 ××××局 ××××番 | 保険者 | 所在地 (省略) 電話 ××××局 ××××番 |
| 事業所(船舶所有者) | 所在地 | (省略) 電話 ××××局 ××××番 | | 職業 | 教職員 被保険者との続柄 本人 | | 名称 ○○共済組合東京支部 |
| | 名称 | (省略) | | | | | |

| 傷病名 | 職務 | 開始 | 終了 | 転帰 | 期間満了予定日 |
|---|---|---|---|---|---|
| 頸部脊椎症（主） | 上 外 | 令和 4年 3月22日 | 年 月 日 | 治 死 中 ゆ 亡 止 | 年 月 日 |
| 高血圧症 | 上 外 | 令和 2年 3月19日 | 年 月 日 | 治 死 中 ゆ 亡 止 | 年 月 日 |

**3/22**
**××内科クリニックより春日教授に紹介**
右上肢しびれ（特に右手指）と脱力
高血圧を R2.3.19 より内科で治療しているが，R3.11 月頃より右手指のしびれを感じてきた。日常生活に特に支障がなく様子を見ていたが，R4.1 月頃よりしびれがひどくなり2月末より力が入らなくなったため，3月22日に春日教授を紹介。
ブロプレス錠12　1T（分1朝）服用

**3/28**
**○○大学医学部附属病院にて本日より入院**
検査の結果頸部脊椎症と診断，保存的治療を行ったが脱力としびれが改善せず，本日手術目的で入院。
手術予定。
高血圧。手術や入院歴はなし。
血圧 140/90 mmHg，脈拍88/分　特になし。
右第6・第7頸髄神経領域　知覚低下。
頸椎単純撮影にて，第5・第6・第7頸椎に椎体の扁平化と骨棘形成を認める。
頸部 MRI 撮影にて，第5・6頸椎間と第6・7頸椎間の骨棘による脊髄自体と神経根への圧迫を認める。
・前方到達法＋自家骨椎間固定（第5・6頸椎間＋第6・7頸椎間）の手術適応の説明を春日教授より受ける。
・看護師，管理栄養士，薬剤師，麻酔医等関係職種と共同して入院診療計画を策定，本人に文書を交付して説明のうえ，手術同意書をもらう。
・推定される入院期間は7～8日，リハビリテーションの計画あり。

**3/28**
・一般食（昼より）
・Rp）ブロプレス錠12　1T（分1朝）×3TD（入院時検査）
・生化学：TP,Alb,AST,ALT,LDH,T-Bil,ALP,Amy,γ-GT,ChE,ZTT,TTT,CPK,BUN,Crea,BS,UA,Na,Cl,K,T-cho,TG,血液ガス分析
　C 反応性蛋白（定量）
　末梢血液一般
　凝固：PT,血小板凝集能
　感染症：HBs 抗原，HCV 抗体，TPHA
・ECG12（1回目）
・頸椎単純撮影2方向
・胸部単純撮影1方向
・頸髄 MRI（1.5 テスラ以上3テスラ未満）

**3/30（手術予定日）**
・脊椎固定術（前方椎体固定）
　自家骨移植
　脊髄誘発電位測定
・閉鎖循環式全身麻酔，硬膜外麻酔（頸部）併用

# （2）入院診療計画書

令和 4年 3月 28日

## 入院診療計画書

(患者氏名) 沢田 孝志　殿

| 病棟（病室） | ○○病棟△△号室 |
|---|---|
| 主治医以外の担当者名 | 看護師、管理栄養士、薬剤師、麻酔医 |
| 病名(ほかに考え得る病名) | 頸部脊椎症（主）、高血圧症 |
| 症状 | 右上肢のしびれと脱力<br>保存的治療を行ったが、脱力としびれが改善せず手術となる |
| 治療計画 | 手術　脊椎固定術（前方雛体固定） |
| 検査内容および日程 | 内容：血液検査、ECG（心電図）、MRI（頸髄）、X線（頸椎）<br>日程：3月28日 |
| 手術内容および日程 | 内容：脊椎固定術<br>日程：3月30日 |
| 推定される入院期間 | 7日～8日 |
| その他<br>・看護計画<br>・リハビリテーションなどの計画 | 術後、リハビリテーションの計画あり |

注1）病名などは、現時点で考えられるものであり、今後検査などをすすめていくにしたがって変わり得るものである。

注2）入院期間については、現時点で予想されるものである。

(主治医氏名)　春日　㊞

(本人・家族)

---

# （1）診断書（一般用）

## 診　断　書

(住所) 東京都中央区日本橋人形町1-11-12

(氏名) 沢田 孝志　殿
　明治・大正・(昭○)・平成・令和　28年 6月 5日生 (68歳)

病　名 ：　頸部脊椎症（主）、高血圧症

検査の結果、頸部脊椎症と診断、保存的治療を実施したが、脱力およびしびれの改善が見られず、手術目的で入院を予定しております。以下余白。

上記のとおり診断いたします
令和 4年 3月 22日

〒000-0000　○○市○○区○○町○○○番地
○○大学医学部附属病院　整形外科　㊞
医師氏名　春日　　　　TEL○○○-○○○-○○○○

・氏名、住所、病状は必ず記載すること。
・基本的に医師の指示のもとに行う。

## （3）検査・手術時説明文書

## 説　明　文　書

説明事項

1．病名・症状
　頚部脊椎症
　右上肢のしびれ，脱力

2．検査名・手術名とその内容および実施予定日
　X線，MRI，血液検査，心電図
　脊椎固定術（前方椎体固定）3月30日実施予定

3．麻酔の方法
　閉鎖循環式全身麻酔，硬膜外麻酔頚部併用

4．検査・手術の必要性
　保存的治療を行ったが、しびれが取れず手術となる
　検査は手術を実施するための検査

5．輸血
　なし

　　　　　　　　　　　　　　　　　　　　　R4年　3月　28日　○時　○分
　　　　　　　　　　　　　　　整形外科　　春日
　　　　　医　師　　　　　　　　　　　　　　　　　㊞
　　　　　立会者　麻酔医，看護師，薬剤師，管理栄養士　㊞

患者：沢田　孝志　様の検査・手術について、上記項目について
説明いたしました。

## 2 死亡診断書（死体検案書）

【例題カルテ】

# 健康保険診療録

第46号

| 公費負担者番号 | | | | | 保険者番号 | 0 1 2 6 | 0 0 1 7 |

公費負担医療の受給者番号

被保険者手帳 記号・番号　86335520 ・ 1256
有効期限　令和　　年　　月　　日

| 受診者 | 氏　名 | 山田　正夫 |
| | 生年月日 | 明大昭平令 36 年 2 月 4 日生　男・女 |
| | 住　所 | 電話 |
| | 職　業 | 被保険者との続柄　本人 |

被保険者氏名
資格取得　昭・平・令　年　月　日
事業所　所在地　電話／名称
保険者　所在地　電話／名称

| 傷病名 | 職務 | 開始 | 終了 | 転帰 | 診療実日数 | 期間満了予定日 |
|---|---|---|---|---|---|---|
| 1) 大腸癌 | 上外 | 1 年 8 月 10 日 | 年 月 日 | 治ゆ 死亡 中止 | 日 | 年 月 日 |
| 2) 骨転移 | 上外 | 2 年 12 月 8 日 | 年 月 日 | 治ゆ 死亡 中止 | 日 | 年 月 日 |
| 3) 呼吸不全 | 上外 | 3 年 4 月 5 日 | 3 年 4 月 6 日 | 治ゆ ⦿死亡 中止 | 日 | 年 月 日 |
| 4) | 上外 | 年 月 日 | 年 月 日 | 治ゆ 死亡 中止 | 日 | 年 月 日 |
| 5) | 上外 | 年 月 日 | 年 月 日 | 治ゆ 死亡 中止 | 日 | 年 月 日 |

| 既往症・原因・主要症状・経過等 | 処方・手術・処置等 |
|---|---|
| 前回入院 2 年 12 月 8 日〜3 年 1 月 29 日<br>その後，外来通院中。前回来院 3 月 28 日<br><br>4/5<br>　左下腿の激痛<br>　食思不振<br>　呼吸苦<br>　KT　37.3℃<br>　食無 | 4/5<br>　AM 11：30 入院<br>　　中心静脈注射用カテーテル挿入<br>　　標準型シングルルーメン（イ）セルジンガー型<br>　　　　　　　　　　　1 本（1,910 円）<br>　　中心静脈注射<br>　　（ハイカリック液 3 号 700 ㎖ 1 袋<br>　　　モリアミン S 注 200 ㎖ 1 袋<br>　　　マルタミン注射用 1 瓶<br>　　12：00 酸素吸入開始<br>　　　　酸素 2 ℓ/分<br>　　　　（酸素＝CE 1 ℓ 0.18 円）<br>　　　　胸部 X-P 大角×1 |

| 傷病名 | 意見書に記入した労務不能期間 | 意見書交付 | 入院期間 |
|---|---|---|---|
| | 自 月 日／至 月 日 日間 | 年 月 日 | 自 月 日／至 月 日 日間 |
| | 自 月 日／至 月 日 日間 | 年 月 日 | 自 月 日／至 月 日 日間 |

業務災害又は通勤災害の疑いがある場合は，その旨　　　　公費負担者番号

備考　　　　公費負担医療の受給者番号

82　3 文書作成演習

| 既往症・原因・主要症状等 | 処方・手術・処置等 |
|---|---|
| | B-⎧R　W　Hb　Ht　Plt　ESR<br>　⎪TP　BUN　クレアチニン<br>　⎨T-cho　TG　BiL／総　AST　ALT<br>　⎪ALP　LD　-GT　CK<br>　⎩Na　Cl　K　アルブミン |
| 呼吸心拍監視<br>（観察結果　省略） | 血液ガス分析（動脈採血）<br><br>16：00<br>　酸素　4ℓ/分<br>　呼吸心拍監視　　開始<br><br>20：00<br>　気管内挿管<br>　　気管内チューブ　1本<br>　　（(1)カフあり吸引機能あり）<br>　　　　　　　（1本＝2,640円）<br>　キシロカインゼリー2%　10ｍℓ |
| 4/6<br><br>　1：50<br>　　呼吸不全にて死亡 | 4/6<br>　AM　1：00<br>　非開胸的心マッサージ　開始<br><br>　AM　1：30<br>　非開胸的心マッサージ　終了<br>　呼吸心拍監視　終了<br>　酸素吸入　終了 |
| 一般病院（280床）内科<br><br>平均在院日数　17日<br><br>10対1入院基本料　（看護比率　70%）<br><br>診療録管理体制加算<br><br>地域加算2級地域<br><br><br>入院時食事療養（Ⅰ） | 入院食事伝票<br><br>| 日付 | 4/5 | 4/6 |<br>|---|---|---|<br>| 朝 | ／ | ／ |<br>| 昼 | × | ／ |<br>| 晩 | × | ／ |<br><br>○は食あり・×は食無・◎は特別食 |

# 死亡診断書（死体検案書）❶

この死亡診断書は，我が国の死因統計作成の資料としても用いられます。かい書で，できるだけ詳しく書いてください。

| 氏名 | 山田　正夫 | ① 男<br>② 女 | 生年月日 | 明治 ⓢ昭和<br>大正　平成　令和<br>（生まれてから30日<br>以内に死亡したと<br>きは生まれた時刻<br>も書いてください）　　午前・午後　　時　　分 | 36年　2月　4日 ❷ |

| 死亡したとき | 令和　3年　　4月　　6日　午前・午後　1時　50分 ❸ |

| 死亡したところ<br>及びその種別 | 死亡したところの種別 | ①病院　2診療所　3介護老人保健施設　4助産所　5老人ホーム<br>6自宅　7その他 ❹ |
| | 死亡したところ<br>（死亡したところの種別1－5）<br>施　設　の　名　称 | ○○病院 |

| 死亡の要因<br>◇I欄，II欄ともに疾患の終末期の状態としての心不全，呼吸不全等は書かないでください<br>◇I欄では，最も死亡に影響を与えた傷病名を医学的因果関係の順番で書いてください<br>◇I欄の傷病名の記載は各欄一つにしてください<br>ただし，欄が不足する場合は（エ）欄に残りを医学的因果関係の順番で書いてください | I | （ア）直接死因 | 骨転移 | 発病（発症）又は受傷から死亡までの期間<br>◇年，月，日等の単位で書いてください<br>ただし，1日未満の場合は，時，分等の単位で書いてください<br>（例：1年3ヵ月，5時間20分） | 約1年8ヵ月 |
| | | （イ）（ア）の原因 | 大腸癌 ❺ | | 約4ヵ月 |
| | | （ウ）（イ）の原因 | | | 14時間20分 |
| | | （エ）（ウ）の原因 | | | |
| | II | 直接には死因に関係しないがI欄の傷病経過に影響を及ぼした傷病名等 ❻ | | |
| | 手術 | ①無　2有 | 部位及び主要所見 ❼ | 手術年月日 | 令和<br>平成　　年　月　日<br>昭和 |
| | 解剖 | ①無　2有 | 主要所見 | | |

| 死因の種類 | ①病死及び自然死<br>外因死　　　不慮の外因死 ｛2交通事故　3転倒・転落　4溺死　5煙，火災及び火焔による傷害<br>6窒息　　7中毒　　　8その他｝<br>その他及び不詳の外因死　9自殺　　10他殺　　11その他及び不詳の外因<br>12不詳の死 ❽ |

| 外因死の追加事項<br>◇伝聞又は推定情報の場合でも書いてください ❾ | 傷害が発生したとき | 令和<br>平成　　年　月　日午前・午後　時　分 ❿ | 傷害が発生したところ | 都道府県<br>市　区<br>郡　町村 ⓫ |
| | 傷害が発生したところの種別 | 1住居　2工場及び建築現場　3道路　4その他（　　） ⓫ | | |
| | 手段及び状況 | | | ⓬ |

| 生後1年未満で病死した場合の追加事項 | 出生時体重<br>　　　　　グラム | 単胎・多胎の別<br>1単胎　2多胎（　子中第　子） | 妊娠週数<br>満　週 ⓭ |
| | 妊娠・分娩時における母体の病態又は症状<br>1無　2有 ［　　　　］　3不詳 | 母の生年月日<br>昭和<br>平成　　年　月　日<br>令和 | 前回までの妊娠の結果<br>出生児　　人<br>死産児　　胎<br>（妊娠満22週以降に限る） |

| その他特に付言すべきことがら | | ⓮ |

上記の通り　診断・検案　する　　　　　　　　　　　診断・検案　年月日　令和　3年　4月　6日<br>　　　　　　　　　　　　　　　　　　　　　　本診断書・検案書　書発行年月日　令和　3年　4月　6日

｛病院，診療所若しくは介護<br>老人保健施設等の名称及び<br>所在地又は医師の住所｝

（氏名）　　　医師　　○○病院<br>　　　　　　　　　　○○　○○○　　　　　　　　　　　　㊞ ⓯

## 記 載 事 項

### 死亡診断書か死体検案書かの区別をする ❶

「死亡診断書」は臨終に立ち会い，死を見届けた医師が作成する文書である。

「死体検案書」は死体を検案した医師が作成する文書である。ただし，医師法第20条に「24時間以内」の規定があるが，当該医師の診療責任下での患者死亡であれば，24時間にこだわることなく，異状のないことを確かめたうえで「死亡診断書」として交付できる。死亡診断書のときは，死体検案書を2本線で消す。押印の必要はない。

### 氏名・性別・生年月日 ❷

- 戸籍簿に登録されている氏名を記入すること。俗名，芸名，ペンネームは不可。外国人では登録証（旅券）に記載されている欧字を発音のとおり「カタカナ」で書く。漢字はそのまま記入。身元不詳者は「不詳」と書く。
- 戸籍簿に記載されている生年月日を記入する。明らかでない場合には，元号と年の間に推定年齢を「（○○歳）位」と記入する。また，生後30日以内に死亡したときは，母子健康手帳を見て出生時刻も記入。

### 死亡したとき ❸

医学的に正しい時刻を記入する。死亡を確認した時刻，または蘇生処置をやめた時刻でもない。死亡を確認した時点より遡って正しい死亡時刻を推定して書く。明らかでない場合は，時，日，月，年の推定できる時点まで書く。夜の12時は「午前0時」，昼の12時は「午後0時」と書く。

### 死亡したところ及びその種別 ❹

死亡したところの種別を選別し，該当するところに丸を付す。死亡場所が「1病院」「2診療所」「3介護老人保健施設」「4助産所」「5老人ホーム」の場合には，その施設の名称を下欄に記入する。老人ホームとは，養護老人ホーム，特別養護老人ホーム，軽費老人ホームおよび有料老人ホームをいう。交通機関内での死亡は「7その他」とし，初めて死亡を確認したところ（駅など）を（確認）と付記して記載する。また，来院時すでに死亡または死亡確認した場合，および入院患者が病院内で自殺し，発見時すでに死亡していた場合は「7その他」となり，施設名の後に（確認）と付記。自宅とは，住民登録の有無にかかわらずもっぱら居住していたところをいう。ホテル，病院などの長期滞在の場合は「7その他」となる。番地のないところでの死亡では，○○番地先△△と記載する。なお，死亡したところを記載する場合には，都道府県庁所在地および政令指定都市を除き都道府県名から書く。

### 死亡の要因Ⅰ欄 ❺

死亡診断書に記載される死亡要因には原死因の記載がなければならない。正しく作成された診断書（検案書）では，原死因はⅠ欄（ア，イ，ウ，エ）の最下段に単独で記載

され，その結果として起きた病態は，すべてその上段に順序よく記載されている。最終の直接死因はアの欄に記載する。

- 死因傷病名は日本語で書くこと。現在日本医学会で承認常用されている傷病名を用いる。特に損傷名は法医学的に正しいものを用いる。
- 病態の終末期の状態としての心不全，呼吸不全，老衰などは書かない。
- Ⅰ欄では，各傷病名について発症の型（例：急性），病因（例：病原体名），部位（例：胃の噴門部がん），性状（例：病理組織型）などもできるだけ記載する。

## 死亡の要因Ⅱ欄 ❻

死亡の要因Ⅱ欄には，Ⅰ欄の死因傷病名とは直接の因果関係はないが，Ⅰ欄の傷病経過に悪影響を及ぼしたと考えられる傷病名など，または直接に死を早めたと思われる病態や身体状況などがあれば記載する。

- 妊娠中の死亡の場合は「妊娠満○○週」，また，分娩中の死亡の場合は「妊娠満○○週の分娩中」と書く。
- 産後42日以内の死亡の場合は「妊娠満○○週産後○○日目」と書く。
- 病態の終末期の状態としての心不全，呼吸不全，老衰などは書かない。

## 死亡の要因手術欄 ❼

死亡の要因Ⅰ欄およびⅡ欄の病態に関係した手術があれば「2有」とし，その術式および診断名と関係のある所見（部位，性状，広がりなど）を書く。なお，紹介や伝聞による情報についても死亡の要因に関連があると思われるものをカッコを付して記載する。

## 死因の種類 ❽

死亡の要因Ⅰ欄に記載した原死因によって，死因の種類を選択する。細菌性食中毒は「1病死及び自然死」，外因死の各要因は事故発生から死亡までの期間の長短にかかわらない。「5煙，火災及び火焔による傷害」は，火災による一酸化炭素中毒や窒息，落下物による傷害などを含む。「8その他」は，異常温度による死亡，潜函病，感電，機械による事故，落雷，地震，台風などによる死亡を含む。刑死や戦死は「11 その他及び不詳の外因」，病死か外因死か不詳の場合は「12 不詳の死」を選択する。

## 外因死の追加事項 ❾

この欄の記載が必要である場合とは，以下のとおりである。

①死因の種類が「外因死」である場合。
②死因の種類が「1病死及び自然死」であっても，死亡の要因Ⅱ欄に外因的傷病名を記載した場合。
③死因の種類が「1病死及び自然死」であっても，死亡の要因Ⅰ欄の原死因の上段に外因的傷病名や状況名を記載した場合。
④死因の種類が「1病死及び自然死」であるが，死状が異状である場合。

## 傷害が発生したとき ⑩

死因が外因死の場合には，傷害が発生した年月日時分を記入する。明らかでないときは推定した傷害発生日時・頃を記入し，（推定）を付記する。前項②の場合はⅡ欄の傷害などが発生した日時を記入。前項③の場合はⅠ欄の外因的傷害・状況が発生した日時を記入。推定もできない場合は年号と年の間に不詳と記入する。

## 傷害が発生したところの種別 ⑪

「1住居」とは，住宅，庭，車庫などをいい，老人ホームなどの居住施設は含まない。「4その他」にはカッコ内に老人福祉施設，寄宿所，病院，母子生活支援施設などの施設，その他ホテル，学校，デパート，駅，農地などを記入する。

## 手段及び状況 ⑫

外因的傷害が発生した状況を，できるだけ具体的かつ詳細に記載する。状況の多くは第三者から聴取して記載するので，末尾にその旨の「…という」を付記するとよい。交通事故の場合に記載が必要な情報とは死亡者，事故の状況および事故が起こった場所などである。

## 生後1年未満で病死した場合の追加事項 ⑬

母子健康手帳などを参考にして各事項を正確に記入すること。

## その他特に付言すべきことがら ⑭

この欄には，各欄での記載事項についての補足事項を記入すると。

## 診断（検案）年月日など ⑮

- 診断，検案いずれかの不要なものを2本線で消す。押印の必要はない。
- 診断または検案年月日ならびに発行年月日を記入する。
- 医師本人の署名がある場合の私印の押印は不要である。ゴム印または他人が記名の場合には私印の押印が必要である。

すべて記入できたら，内容に不備がないことを確認し，交付する。

- 記載事項に誤りがないかを確かめる。
- 空欄には斜線を施す。捨印は不要。
- 記入・記載文字の抹消または訂正では，枠外に「○字抹消（訂正）」と書き，両方に私印を押印，○字の○に漢数字を用いる。
- 不動（印刷）文字を抹消または訂正したところに私印の押印は不要。
- 発行責任は医療機関にあるので，機関印を押印，控簿に割印をして，封筒に入れて交付する。

# 診 療 録

| 過敏症 | 有無 | | | | |
|---|---|---|---|---|---|

| 公費負担者番号 | | | | | | | 保険者番号 | 0 | 6 | 1 | 3 | 2 | 3 | 4 | 5 |
|---|---|---|---|---|---|---|---|---|---|---|---|---|---|---|---|

| 公費負担医療の受給者番号 | | | | | | 被保険者証 被保険者手帳 | 記号・番号 | 4893 ・ 483 |
|---|---|---|---|---|---|---|---|---|

| 受診者 | 氏 名 | 佐野 彩奈 | | 有効期限 | 令和　　　年　　　月　　　日 |
|---|---|---|---|---|---|
| | 生年月日 | 明 大 昭 平 ㊤ 2 年 2 月 10 日　男・㊛ | | 被保険者氏名 | |
| | | | | 資格取得 | 昭・平・令　年　　月　　日 |
| | 住 所 | 電話　　局　　　番 | 事業所 | 所在地 | |
| | | | | 名称 | |
| | 職 業 | 被保険者との続柄　子 | 保険者 | 所在地 | |
| | | | | 名称 | ○○健康保険組合 |

| 傷 病 名 | 職務 | 開 始 | 終 了 | 転 帰 | 期間満了予定日 |
|---|---|---|---|---|---|
| 急性気管支炎 | 上・外 | 4年 6月 6日 | 4年 6月11日 | ㊥・死亡・中止 | 　年　月　日 |
| 伏針（右足底） | 上・外 | 4年 6月19日 | 　年　月　日 | 治ゆ・死亡・中止 | 　年　月　日 |
| | 上・外 | 　年　月　日 | 　年　月　日 | 治ゆ・死亡・中止 | 　年　月　日 |
| | 上・外 | 　年　月　日 | 　年　月　日 | 治ゆ・死亡・中止 | 　年　月　日 |

| 既往症・原因・主要症状・経過等 | 処方・手術・処置等 |
|---|---|
| 4.6.6<br>　昨夜から元気がない<br>　今朝 KT38.8℃　　Husten（++）<br>Brust　X-P：OB<br>　　　処方薬剤の情報提供<br>　　　　　　　　（文書）<br><br>4.6.7<br>KT 37.5℃<br>Husten（+）<br>4.6.11<br>ツ反応（−） | 4.6.6<br>1) ザルチロン注　　10 mL　　iV<br>2) ① ⎰ メプチン SY　　13 mL<br>　　　⎱ ムコダイン SY　5 mL<br>　　　⎱ プロチン SY　　5 mL<br>　　　　　　　　分3×3TD（処方箋発行）<br>　②カロナール錠200　2T 2P（処方箋発行）<br>3) 胸部デジタル X-P（画像記録用　六ツ切×2）<br>4) ESR, Ht, Hb, W, R, 像（自動機械法）<br>4.6.7<br>1) ツベルクリン反応<br>　　（精製ツベルクリン一般診断用一人用1瓶）<br>2) ①　do　4TD（処方箋発行）<br>4.6.11 |

赤沈　| 1st | 2nd |
|---|---|
| 18 | 35 |

| 傷 病 名 | 労務不能に関する意見 | | | 入 院 期 間 | | |
|---|---|---|---|---|---|---|
| | 意見書に記入した労務不能期間 | 意 見 書 交 付 | | | | |
| | 自　　月　　日<br>至　　月　　日 | 日間 | 年　月　日 | 自　　月　　日<br>至　　月　　日 | | 日間 |
| | 自　　月　　日<br>至　　月　　日 | 日間 | 年　月　日 | 自　　月　　日<br>至　　月　　日 | | 日間 |

| 業務災害又は通勤災害の疑いがある場合は，その旨 | |
|---|---|

| 備考 | 江戸川区瑞江1−2−1<br>江戸川病院（03 −○○××−○○○○）<br>医療機関コード：5432170　担当医：藤原 勉 | 公費負担者番号 | | | | | | |
|---|---|---|---|---|---|---|---|---|
| | | 公費負担医療の受給者番号 | | | | | | |

| 既往症・原因・主要症状・経過等 | 処方・手術・処置等 |
|---|---|
| 4. 6. 19（日曜日）（PM 2：30） | 4. 6. 19 |
| 自宅で縫針をふみ，折れた一部が右足底に残ったらしい | 1）右足底デジタル X-P（画像記録用 六×1）2 方向 |
| 疼痛（＋），浮腫（＋）　　　緊急 ope | 2）血算（R，W，Hb，Ht） |
| 触診では | 3）U－糖，蛋白，潜血 |
| 針はふれない | 4）静麻（5分）〔硫アト　　1 mL〕 |
| X-P で約 2 cm 長の針 | 　　　　　　　〔チオペン　300 mg〕 |
|  | 5）ope 足底異物摘出術 |
| tetanus 予防注射済 | 6）点滴〔5％ブドウ糖　　　200 mL〕 |
|  | 　　　〔点滴回路使用〕 |
| 処方薬剤の情報提供 | 7）サワシリン細粒 10％　　　5.0 |
| 　　　　（文書） | 　　　　　　　分 3×2TD（処方箋発行） |
|  |  |
| 4. 6. 20 | 4. 6. 20 |
| 感染創（－）　　浮腫（－） | 創傷処置「1」 |
|  |  |
| 4. 6. 21 | 4. 6. 21 |
|  | 処置　do |
|  |  |
| 4. 6. 25 | 4. 6. 25 |
| 感染創（－） | 1）処置　do |
| 処方薬剤の情報提供 | 2）ソフラチュール（10×10）2 枚（処方箋発行） |
| 　　　　（文書） | 　　1 日 1 枚　1 日 1 回貼付 |

※実際の処方箋は発行日ごとに作成されるが，学習用なので日付を分けて，4日分記載する。

【記入例】

# 処 方 箋

（この処方箋は，どの保険薬局でも有効です）

| 公費負担者番号 | | | | |
|---|---|---|---|---|
| 公費負担医療の受給者番号 | | | | |

| 保険者番号 | 0 | 6 | 1 | 3 | 2 | 3 | 4 | 5 |
|---|---|---|---|---|---|---|---|---|

| 被保険者証・被保険者手帳の記号・番号 | 4893 ・ 483 |
|---|---|

| 患者 | 氏 名 | 佐野　彩奈 |
|---|---|---|
| | 生年月日 | 明 大 昭 平 ㊡ 2年 2月 10日 男・㊛ |
| | 区 分 | 被保険者 　㊤被扶養者 |

保険医療機関の所在地及び名称　東京都江戸川区瑞江1-2-1　江戸川病院

電 話 番 号　03-○××-○○○○

保険医氏名　藤原　勉　㊞

| 都道府県番号 | 1 | 3 | 点数表番号 | 1 | 医療機関コード | 5 | 4 | 3 | 2 | 1 | 7 | 0 |
|---|---|---|---|---|---|---|---|---|---|---|---|---|

| 交付年月日 | 令和　年　月　日 |
|---|---|

| 処方箋の使用期間 | 令和　年　月　日 | 特に記載のある場合を除き，交付の日を含めて4日以内に保険薬局に提出すること。 |
|---|---|---|

| 処方 | 変更不可 | 個々の処方薬について，後発医薬品（ジェネリック医薬品）への変更に差し支えがあると判断した場合には，「変更不可」欄に「✓」又は「×を」記載し，「保険医署名欄」に署名又は記名・押印すること。

Rp（薬品　分量　用法　投与日数　又は投与量）
4.6.6
①メプチンSY　13mL
　ムコダインSY　5mL
　アスベリンSY　5mL　／　分3　毎食後　3日分　❶
②カロナール錠200　2T　2回分　発熱時　❷

4.6.7
① do　4TD

4.6.19
③サワシリン細粒10%　5.0　分3　毎食後　2日分　❶

4.6.25
④ソフラチュール（10×10）　2枚　1日1枚　1日1回患部に貼付　❸ |
|---|---|---|

| 備考 | 保険医署名 | 「変更不可」欄に「✓」又は「×を」記載した場合は，署名又は記名・押印すること。 | |
|---|---|---|---|

| 調剤済年月日 | 令和　年　月　日 | 公費負担者番号 | |
|---|---|---|---|
| 保険薬局の所在地及び名称保険薬剤師氏名 | ㊞ | 公費負担医療の受給者番号 | |

| 薬剤料 | 調剤数量 | 薬剤料計 | 調剤料 | 加算 | 小計 | | 調剤基本料 | 合計金額 |
|---|---|---|---|---|---|---|---|---|
| | | | | | | その他の特掲技術料 | | |
| | | | | | | | 患者負担金 | 円 |
| | | | | | | | 請求金額 | 円 |

備考1．「処方」欄には，薬名，分量，用法及び用量を記載すること。その際，処方薬の一部について後発医薬品への変更に差し支えがあると判断した場合には，当該薬剤の銘柄名の近傍にその旨記載することとし，「保険医署名」欄には何にも記載しないこと。

　　2．この用紙は，日本工業規格A列5番とすること。

　　3．療養の給付及び公費負担医療に関する費用の請求に関する省令（昭和51年厚生省令第36号）第1条の公費負担医療については，「保険医療機関」とあるのは，「公費負担医療の担当医療機関」と，「保険医氏名」とあるのは，「公費負担医療の担当医氏名」と読み替えるものとすること。

## ■ 記 載 事 項

### 内 服 薬 ❶
- 分量は，1回分量（1日分量は記載なしでも可）
- 服用方法は，1日の回数と服用時点
- 投与日数

### 注 射 薬
- 分量は投与総量
- 使用方法，使用時点など

### 特定保険医療材料
- 投与本数またはセット本数（@は記載なしでも可）

### 屯 服 薬 ❷
- 分量は，1回分量と投与回数
- 服用方法，服用時点など

### 外 用 薬 ❸
- 分量は，投与総量
- 使用方法，使用時点など

### そ の 他
- 余白がある場合は，「以下余白」と書くか，余白部に斜線を引く

# 診 療 録

| 公費負担者番号 | | 保険者番号 | 2 7 1 2 3 5 |
|---|---|---|---|
| 公費負担医療の受給者番号 | | 被保険者証・被保険者手帳 記号・番号 | 整国・103 |

| | | | 被保険者証・被保険者手帳 有効期限 | 令和　　　年　　　月　　　日 |
|---|---|---|---|---|
| 受診者 | フリガナ | サカイ　ユウジ | 被保険者氏名 | |
| | 氏　名 | 堺　雄二 | 資格取得 | 昭・平・令　　年　　　月　　　日 |
| | 生年月日 | 昭和40年 11月 7日生　　　男 | 事業所（船舶所有者）所在地 | |
| | 住　所 | | 事業所 名　称 | |
| | 職　業 | 会社員　被保険者との続柄　本人 | 保険者 所在地 | |
| | | | 保険者 名　称 | |

| 傷病名 | 開始 | 終了 | 転帰 |
|---|---|---|---|
| 胃潰瘍 | 令和4年 8月29日 | 令和　年　月　日 | 治ゆ・死亡・中止 |

| 入院日 | 4年　8月29日 | 退院日 | 　年　月　日 | 病室 311号室 | 担当医 菅原 巧 |
|---|---|---|---|---|---|
| 転科 | 　年　月　日 | 退院日 | 　年　月　日 | 病室　号室 | 担当医 |
| 転科 | 　年　月　日 | 退院日 | 　年　月　日 | 病室　号室 | 担当医 |

診　断

| | | |
|---|---|---|
| 1．胃潰瘍 | 令和　4年　8月　29日 |
| 2． | 令和　年　月　日 |
| 3． | 令和　年　月　日 |
| 4． | 令和　年　月　日 |
| 5． | 令和　年　月　日 |

主　訴

黒色便，上腹部の痛み，吐血
最近仕事でストレスを強く感じていた。

※医療機関名：中野中央病院
　住所：〒164-0001　東京都中野区中央7-7-7
　電話番号：03-XXXX-XXXX
　主治医：菅原　巧

| 月日 | 症状 ・ 経過 ・ 療法 |
|---|---|
| | <現病歴><br>黒色便，上腹部の痛み，吐血を主訴に 8 月 29 日外来受診。<br>診察の結果，胃潰瘍と診断→入院<br><br><既往歴><br>特になし。 |
| 8 月 29 日 | BD　145 〜 85　　　KT　36.2℃<br>昼から特別食開始。<br>尿検査：Z，E，ウロノ，潜血，沈渣（鏡検法）<br>血液検査：W，R，Hb，Ht，像（自動機械法），出血，凝固，TTT，TC，AST，ALT，LD，ZTT，ALP，クレアチニン，Na，Cl，K，T-Bil，蛋白分画<br>画像診断：胃造影 X-P により，ニッシュを確認<br>点滴：5% G，ハルトマン D |
| 8 月 30 日 | 引き続き特別食。<br>点滴：29 日と同様<br>IM：メトクロプラミド注 10mg「テバ」<br>屯服：ネルボン |
| 8 月 31 日 | 終日禁食。<br>輸血について文書で説明を行い，胃潰瘍に対する手術を行う。<br>処置：高圧浣腸（生食使用）<br>点滴：5% G，ハルトマン D，ビタミン C，コアキシン注射用，アドナ注，生食<br>麻酔：13:00 〜 14:50 まで閉麻を行う（ソセゴン，フォーレン吸入麻酔液，笑気ガス，O$_2$）<br>手術：胃切開術（10:00 執刀）<br>輸血：保存血輸血（人全血液）（血液型検査，交叉試験）<br><br>要経過観察。 |

# 入院・手術証明書（診断書）

| 1 氏名 | 堺 雄二 | | | 男・女 | 生年月日 | 明治・大正・昭和・平成・令和 | 40 年 11 月 7 日 |

| 2 | 傷 病 名 | | 傷病発生年月日 | |
|---|---|---|---|---|
| ア 入院・手術の原因となった傷病名 | 胃潰瘍 | | 4 年 8 月 29 日 | 医師推定 ・ 患者申告 |
| イ アの原因 | | | 年 月 日 | 医師推定 ・ 患者申告 |
| ウ 合併症 | | | 年 月 日 | 医師推定 ・ 患者申告 |

| 3 診療機関 | 初 診 4 年 8 月 29 日 ～ 年 月 日（終診・現在加療中） |
|---|---|

| 4 入院期間 | 第1回入院 4 年 8 月 29 日 ～ 年 月 日（退院・現在加療中） |
|---|---|
| | 第2回入院 年 月 日 ～ 年 月 日（退院・現在加療中） |

| 5 退院理由，退院時の状況等 | (1)治癒退院 | 略治退院・軽快退院 | | (5)入院中 | (6)転院・転科 | | (7)その他 |
|---|---|---|---|---|---|---|---|
| | | (2)通院・療養とも不要 | (3)要通院 | (4)要療養 | | 入院 | 通院 | |

| 6 前医 | 有・無 | 初 診 年月日 | 年 月 日 | 医療機関名 | | 医師氏名 | |

7 発病（受傷）から現在までの経過をご記入ください。（いつ頃からどのような症状があったか，検査内容及び検査成績，治療内容，経過等）

令和4年8月29日に黒色便，上腹部の痛み，吐血を主訴に受診。
胃潰瘍と診断，即日入院とし，検査にて確定8月31日に輸血，胃切開術を施行。
要経過観察。

| 8 今回の傷病に関して実施した手術（処置を含む） | 手術・処置の種類 | (1) 開頭術 (2) 開胸術 (3) 開腹術 腹腔鏡下手術 (4) ア 経尿道的 イ 経腔的 ウ 内視鏡又はカテーテルによる手術 (5) その他 | | |
|---|---|---|---|---|
| | 筋骨（骨・関節・筋・腱・靱帯）手術の場合（観血・非観血） | 骨移植の場合（採骨部位 ） | | |
| | 手術・処置名 | K・J（648- ）胃切開術 植皮（皮弁）術の場合（ア 25 cm² 以上 イ 25 cm² 未満） | 手術日 令和 4 年 8 月 31 日 | |

| 9 放射線照射 | 部位 | | 期間 | 年 月 日～ 年 月 日 | 総線量 | グレイ |

| 10 既往症 | 有・無 | （有の場合，病名，医療機関名，治療期間等おわかりになれば記入してください。） |
|---|---|---|

上記のとおり証明します。

病院又は診療所名
（介護老人保健施設は該当しません。）

（郵便番号） 164-0001
所在地 東京都中野区中央 7-7-7
名称 中野中央病院
医師氏名 菅原 巧
（電話番号） 03-XXXX-XXXX

令和 4 年 8 月 31 日

印

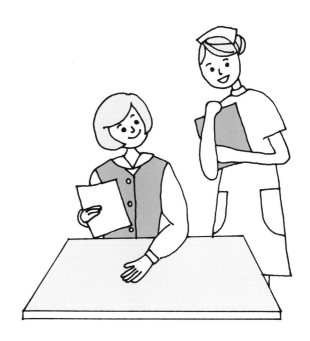

# 5 紹介状・診療情報提供書

## 診 療 録

| 被保険者証 継続療養証明書 受給資格証明書 | 有効期限 | 年　月　日 | | ふりがな | あべ　たかこ | 女 | 者船舶所有事業所 | 所在地 | |
|---|---|---|---|---|---|---|---|---|---|
| | 記号 | 2843 | 受診者 | 氏名 | 阿部　貴子 | | | 名称 | |
| | 番号 | 711 | | 生年月日 | 昭和34年　1月　30日生 | | 保険者 | 所在地 | |
| 被保険者氏名 | | | | 住所 | 東京都△△区△△△□□町 123-4 電話 03-○×△□-□△×○ | | | 名称 | ○○共済組合 |
| 資格取得 | 昭和平成 | 57年　4月　1日 | | 職業 | 公務員 | 被保険者との続柄 本人 | | 番号 | 3 2 1 3 1 9 2 2 |

| 公費負担者番号 | | | | | 公費負担者番号 | | | | |
|---|---|---|---|---|---|---|---|---|---|
| 公費負担医療の受給者番号 | | | | | 公費負担医療の受給者番号 | | | | |

| 傷　病　名 | 業務 | 開始 | 終了 | 転帰 | 診療実日数 | 期間満了予定日 |
|---|---|---|---|---|---|---|
| C型慢性肝炎 | | R4年2月14日 | | | | |
| 大腸ポリープ | | R4年2月14日 | | | | |
| | | | | | | |

| ＳＯＡＰ | 処方, 手術, 処置　等 |
|---|---|
| R4年　2月　14日<br>・1週間前に下血（便に血が混じる）があり，昨日も同様の便があったため当院を受診。腹痛（－）<br>・2年前，交通事故により出血があり輸血し，検診時にC型肝炎といわれたことがある。（患者持参の他施設撮影のCT読影）<br>・検査結果⇒AST：155，ALT：201，<br>　　　　　血小板：8.1（その他結果につき省略，検体検査の結果につき患者に説明，文書交付）<br>・C型慢性肝炎と診断，療養上必要な指示を行う。<br>・大腸内視鏡指示 | R4年　2月　14日<br>・末梢血液一般，末梢血液像<br>　生化学：T-Bil，D-Bil，Alb，ZTT，AST，<br>　　　　　ALT，LD，ALP，ChE，CK，<br>　　　　　γ－GT，BUN，Crea，ヒアルロン酸<br>　感染症：梅毒脂質抗原（定性），TPHA（定性），<br>　　　　　HBs抗原，HCV抗体価（定性，定量）<br>・大腸内視鏡前処置<br>　ガスコン錠40mg　2T<br>　プルゼニド錠12mg　2T<br>　フィルム1本　（¥1,190） |
| R4年　2月　21日<br>・HCV群別判定検査実施<br>・大腸内視鏡の結果，S状結腸にポリープが見つかったため，生検を行う。 | R4年　2月　21日<br>・感染症：HCV特異抗体価測定による群別判定<br>・EF－上行結腸及び盲腸<br>　キシロカインゼリー2%　30mL<br>　ブスコパン注20mg　2%　1mL　1A<br>　フィルム1本　（¥1,190）<br>・内視鏡下生検法<br>　病理組織 |
| R4年　2月　28日<br>・特に症状なし<br>・ポリープは病理検査の結果，良性と判明<br>・HCV群別判定は，HCV1b型<br>・3月に入院し，C型肝炎に対するインターフェロンの治療を開始する。従って，専門病院を紹介する。<br>（以上を患者に説明，詳細省略） | 　　　　年　　月　　日<br>※医療機関情報：東京都台東区上野□□-□-□<br>　　　　　　　　03-○○○○-○○○○<br>　　　　　　　御徒町内科診療所<br>　　　　　　　桜田雄太<br>紹介先医療機関：肝機能専門病院<br>　　　　　　　斎藤　学 |

患者をほかの医師やほかの医療機関に紹介し，診察，検査，治療，入院，通院などの診療を依頼することが紹介状の目的である。そして診療情報とは，診療の過程で，患者の身体状況，病状，治療などについて，医師またはその指揮・監督下にある医療従事者が知り得た主観的，客観的情報のことをさし，これらを紹介状と返書を通して，両者のもつ患者に関する情報を相互に提供することにより，継続的な医療の確保，質の高い医療を受ける機会の増大，医療資源の有効利用を図ることができる。診療情報提供書は，一般には紹介状とよばれる。

## 記載についての留意点

　以下の観点で紹介状に必要事項を記載し，先方の医療機関へは患者に持参してもらうこととなる。

　診療中で紹介状の作成のための時間的余裕がないときや，診断に苦慮し紹介状の筆が進まない場合などに必要最小限の内容を記載する紹介状の記載方法について示す。

　なお，紹介状は，①形成期・診療情報提供書の一定の形式に則ったもの，②一般の紹介状との2つに大別される。

- ポイントを押さえ，紹介目的・内容を明確にする。病歴や検査結果などは，診断や治療方針の決定に必要かつ十分の情報を，正確かつ簡潔に記述する。必要以上の事実，データ・知識の羅列は避ける。なお，時候の挨拶は省略化。
- 紹介元の連絡先を明記し，紹介先から照会・要請に迅速に対応できるようにする。
- 患者に対する説明の内容や，それに対する患者の受け止め方など，患者・医師間の信頼関係を保ち，かつ今後の診療を円滑に進めるうえで重要と思われるものについてはなるべく懇切に記載する。
- 略語は原則的に使用しないことが望ましい。誤字・脱字・判読困難な文字が決してないように注意する。
- 公文書であるため，複写などの控えはカルテに添付するなど，必ず保管すること。
- 必要がある場合は，画像診断のフィルム検査の記録などの写しを添付する。不要時の返却の要否も明記する。
- 患者のプライバシーに関する情報であるため，内容の機密については十分な注意を払う。
- 患者が実際に紹介先医療機関を受診したか否かも把握しておく必要がある。
- 封筒には，○○大学医学部附属病院，または○○○○先生と記入する。

**（1）紹 介 状**

## 紹　介　状

肝機能専門病院　斎藤　学　先生　御侍史　❶

拝啓　いつも御健勝のことと存じ上げます。
患者　阿部　貴子　殿を御紹介申し上げます。
何卒御高診の上　宜しく御治療御指導の程御願い申し上げます。

　　　　　　　　　　　　　　　　　　　　　　　　敬具

❷

附記

当院にて検査の結果，C型肝炎（HCV1b型）と診断致しました。
インターフェロン治療のため，令和4年3月より貴院での入院
<u>並びに御加療</u>の程宜しく御願い申し上げます。
詳細につきましては，別添の診療情報提供書を御参照頂けます
よう御願い申し上げます。

令和　4年　2月　28日

❸

御徒町内科診療所　桜田　雄太

## ■ 記載事項

**宛　名 ❶**
- 紹介先医療機関名と担当医の名前を記入する。
- 医療機関名や氏名を間違えると大変失礼にあたる。決して間違うことのないように注意する。
- 医療機関名および担当医が記載する時点でわからない場合もある。そのような場合は，「外来担当医」または「主治医」などと記入する。
- 略語は原則として使用せず，正式名称を記入する。

**附　記 ❷**
- 紹介状の目的は，患者を他の医師および医療機関に紹介し，診察，検査，治療，入院，通院などの診療を依頼することにある。したがって，敬体（です・ます）を用いた文章にするのは最低限のマナーである。
- 紹介状は，単に紹介する目的や患者情報を陳列して書くものではない。箇条書きのものは正しい紹介状とはいえない。きちんとした文章の形とすべきである。とはいえ，患者情報を何から何まで書いてあるというものも望ましくない。記入例は，C型肝炎に対するインターフェロン治療である。したがって，2月28日付のカルテ内容を要約したものを書くべきである。
- 記入例では，診療情報提供書を別添としている。そちらに詳細内容を正確かつ簡潔に記載しているため，紹介状においては4〜5行の文章にまとめている。
- 記入例での紹介目的は，「入院ならびに加療（治療）」である。「加療」だけでは，通院なのか入院なのかがわからない場合もあり，注意を要する。

**差 出 人 ❸**
- 紹介する側（紹介元）の医療機関名と医師名などを記載することは，紹介される側（紹介先）からの照会・要請に迅速に対応することを可能にする。

## （2）診療情報提供書

医師からの他診療所または病院の医師への紹介を兼ねた診療情報提供書である。

【記入例】

# 診療情報提供書

4年 2月 28日

**①**

肝機能専門　病院・診療所　医院・クリニック　　　科　　　**斎藤　学先生**

| 医 療 機 関 名 | 御徒町内科診療所 |
|---|---|
| 所　在　地 | 東京都台東区上野□□－□－□ |
| 電 話 番 号 | 03－○○○○－○○○○ |
| 医 師 氏 名 | 桜田　雄太 |

下記の患者さまを紹介しますので，よろしくお願いいたします。

| フリガナ | アベ　タカコ | 職　業 | **公務員** |
|---|---|---|---|
| 患者氏名 | **阿部　貴子** | | |
| 住　　所 | 東京都△△区△△△□□町123－4 | 電　話 | 03－○×△□－□△×○ |
| 生年月日 | 明・大・㊐・平・令　34年　1月　30日　（63歳） | | 男・㊛ |

| 紹介目的 | C型肝炎に対する入院及び加療（インターフェロン）依頼 | **②** |
|---|---|---|
| 主　訴および現病名 | C型肝炎（HCV1b型），大腸ポリープ（良性） | **③** |
| 既往歴および家族歴 | C型肝炎（交通事故による輸血，その後の検診時にC型肝炎と診断） | **④** |
| 治療経過および主要検査成績 | 末梢血液一般，末梢血液像<br>生化学：T-Bil, D-Bil, Alb, ZTT, AST, ALT, LD, ALP,　ChE, CK, γ-GT, BUN, Crea, ヒアルロン酸<br>感染症：梅毒脂質抗原（定性），TPHA（定性），HBs抗原，　HCV抗体価（定性，定量），HCV特異抗体価測定による群別判定<br>EF-上行結腸及び盲腸<br>内視鏡下生検法<br>病理組織 | **⑤** |
| 現在の処方 | 特になし | |
| 患者に関する留意事項 | C型慢性肝炎と診断，療養に必要な指導を行う。（食生活についての生活指導） | |
| 添付資料 | なし・X－P・内視鏡フィルム・検査データ・ECG・その他（　　　　　　　　　　　　　　　　　　　　） | |
| 備　考 | 2年前に交通事故による輸血，輸血量は不明 | **⑥** |

# 記載事項

**宛　　名** ①
　　不明であれば「外来担当医」または「主治医」としてよい。

**紹介目的** ②
　　診療や治療，検査，入院，外来通院など，診療の依頼内容および紹介後の方針に関する希望事項を記入する。

**主訴および現病名** ③
　　診断が未確定であれば，主訴・病状などを記入する。

**既往歴および家族歴** ④
　　薬剤アレルギー，患者の嗜好などを含む既往歴・家族歴を記入する。

**治療経過および主要検査成績，現在の処方** ⑤
　　現在の処方は特に重要で，病院間で記述方法に差異があり，薬の重複投与につながるため正確に記述する。

**備　　考** ⑥
　　患者のプロフィールや患者説明文に特記事項がある場合など，特に留意すべき事項につき記載する。必要があれば，続紙に記載し，添付する。

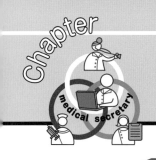

# 7 SOAP 形式による カルテの代行入力

## SOAP とは　1

　医療関係者が普段の診療で何気なく使っている志向形式は，1986 年にウィード（Weed，L.L.）が提唱した problem oriented system（POS：問題志向型システム）というもので，このシステムで採用しているカルテ記載方法が SOAP 形式とよばれるものである。患者の抱える問題ごとに SOAP（subjective；症状／ objective；所見／ assessment；評価／ plan；計画）に沿って記述することで，複雑な病態を整理して把握できることが特徴である。

　たとえば O（objective）欄に記載する身体所見も実は医師の主観を通して観察した所見であり，「S は主観的情報，O は客観的情報，所見・医学的データ」という分類では混乱しやすいため，「誰が，いつとったか」という基準で表 7 − 1 のように区別する。

**表 7 − 1　S と O の定義（区別）**

| | |
|---|---|
| S | 「患者や家族，前医などの他人」から収集した，「過去から現在に至る」までの「間接的情報」であり，「患者や家族の証言，前医の手紙やカルテに記載された情報」と定義（前医の身体検査所見や検査結果などは過去のものであり，その精度も自らは保証できない間接的な情報であるため S に入れる）。 |
| O | 「医師自身や，診察能力を把握している同僚」がとった，「現時点」で「直接観察した所見」であり，「診察時の身体所見と検査所見」と定義。 |

　A（assessment）や P（plan）は，もちろんカルテの重要な構成要素ではあるが，まずは「S と O をきちんと書けること」を当初の目標にすべきであろう。

　医学教育の世界では，「RIME モデル」という研修医の発達段階を表すモデルがある。それを「SOAP」に当てはめて考えると表 7 − 2 のようになる。

**表 7 − 2　RIME モデルと SOAP**

| RIME モデル | | SOAP |
|---|---|---|
| R（reporter） | 情報を正しく報告できる。 | S ＋ O に相当 |
| I（interpreter） | 自分で適切に考えられる。 | A に相当 |
| M（manager） | 具体的な行動に移れる。 | P に相当 |
| E（educator） | 他の人に教えられる。 | |

# カルテ作成演習 2

例示した情報を基に SOAP 形式のカルテを作成する。

1) 高血圧

不整脈で治療中だったが，突然発生し増悪する腹痛を訴え受診（78歳の男性）。

2) 主　訴

腹痛，鎮痛薬の処方希望。

3) 受診理由

腹痛の原因精査，治療。

4) 現病歴

術後の併存症で近医定期受診していたが，病状は安定していた。今日は，孫の結婚式に出席するためビールを飲みながら新幹線で移動していたが，トイレで排尿中に突然の腹痛が出現した。手持ちの痛み止めを飲み安静にしても改善せず徐々に強くなってきたため次の駅で降り，タクシーで当院救急外来を受診した。

5) 腹　痛

突然発症で，強さは 9 ／ 10。右季肋部中心で右腰部に放散あり，移動なし。周期性はなく持続痛，背筋を伸ばすと増悪する。初めて経験する痛み。

6) 嘔　吐

嘔吐なし，排ガスあり。腹部膨満感なし，尿が少し赤かったが排尿痛なし，咳・痰や息切れ，胸痛なし。

7) いつものぎっくり腰だと思うので，さっさと坐薬を出してラクにしてほしい。

8) 既往歴

高血圧症（15 年前に指摘され内服治療中，普段は血圧 140 ／ 80mmHg 程度），不整脈（詳しい病名不明，血液がサラサラになる薬を飲んでいる）。

9) 急性腰痛症

3 カ月前発症し整形外科で坐薬処方，2 カ月前から無症状。左腎結石（経過観察中），手術歴，輸血歴なし，アレルギー歴なし。

10) 内服薬

レニベース錠 5mg 1×，アムロジン錠 5mg 1×，アスピリン腸溶錠 100 mg 1×。市販薬などの使用なし。

11) 家族歴

兄が高血圧，心疾患なし。妻と同居，孫を溺愛。

12）生活歴

ビール 700 mL/日，喫煙 20 本/日　×60 年

13）身体所見

中肉中背だが，痛みで顔をしかめて青い顔でいすにうずくまっている。

14）JCS 0・GCS 15（意識障害，血行動態安定），BP 124/86，PR*¹ 90・不整，RR*² 26，
SpO$_2$ 96%（room air），BT 36.8。

15）頭頸部　結膜蒼白あり，黄染なし。頸静脈怒張なし。

胸　部　心音不整，過剰心音・心雑音なし。呼吸音正常，ラ音なし。

腹　部　軽度膨隆，腸蠕動音低下，血管雑音聴取せず。右季肋部で圧痛軽度あり，
Murphy sign（−）。右CVA*³ で叩打痛あり。皮疹なし。

四　肢　浮腫なし，末梢動脈触知良好。

16）検査所見

尿：蛋白（＋＋），潜血（＋＋＋），白血球（＋＋）

血液：血算・肝機能正常範囲，BUN 20.1，Cr 1.02，電解質正常。

17）心電図

心房細動リズム，平均 HR 100，ST − T 変化なし。

18）胸部 XP

CTR*⁴ 55%，ほか特記すべき異常なし。

＊1　PR：脈　　＊2　RR：心拍数変動検査
＊3　CVA：脳血管障害　　＊4　CTR：心胸郭比（心臓の大きさを表す指標）

# 診　療　録

| 被保険者証 | 継続療養証明書 | 受給資格証明書 | 有効期限 | | | | ふりがな | | | 者事船業舶所所有 | 所在地 | |
|---|---|---|---|---|---|---|---|---|---|---|---|---|
| | | | 記号 | | | 受診者 | 氏名 | | | | 名称 | |
| | | | 番号 | | | | 生年月日 | 年　月　日生 | | 保険者 | 所在地 | |
| 被保険者氏名 | | | | | | | 住所 | 電話　　局　　番(自・呼) | | | 名称 | |
| 資格取得 | | 昭和 平成 令和 | | | | | 職業 | | 被保険者との続柄 | | 番号 | |

| 公費負担者番号 | | | | | | 公費負担者番号 | | | | | |
|---|---|---|---|---|---|---|---|---|---|---|---|
| 公費負担医療の受給者番号 | | | | | | 公費負担医療の受給者番号 | | | | | |

| 傷　病　名 | 業務 | 開始 | 終了 | 転帰 | 診療実日数 | 期間満了予定日 |
|---|---|---|---|---|---|---|
| | | | | | | |
| | | | | | | |
| | | | | | | |

| 病状詳記 | 処方, 手術, 処置　等 |
|---|---|
| 年　月　日 | 年　月　日 |

**(S)**

現病歴　結婚式に出席のため新幹線で移動中に飲酒, トイレで排尿中突然の腹痛あり, 手持ちの痛み止めを服用するが改善せず, 徐々に痛みが強くなる。
腹痛の強さ　9/10, 右季肋部中心で右腰部に放散あり, 移動なし, 持続痛
嘔吐, 腹部膨満感, 排尿痛, 咳・痰・息切れ→なし
排ガスあり　❶

既往歴　❷
　高血圧症→15年前発症, 内服薬治療継続中 (140/80 mmHg程度)
　レニベース錠 5 mg, アムロジン錠 5 mg, アスピリン腸溶錠 100 mg
　急性腰痛症→3か月前発症
　左腎結石→経過観察中, 手術・輸血・アレルギーなし

家族歴　兄が高血圧症 (心疾患なし), 妻と同居, 孫を溺愛　❸
生活歴　ビール 700 mL/日, 喫煙 20 本/日×60 年
嗜好品　飲酒・喫煙

**(O)**

身体所見　中肉中背, 意識障害　血行動態安定　❹
　BP 124/86　PR 90 不整　RR 26
　SpO₂ 96% (room air)　BT 36.8
　結膜蒼白あり, 心音不整, 過剰心音なし

検査所見　尿→蛋白 (++), 潜血 (+++), 白血球 (++)　❺
　血液→血算　肝機能正常範囲, BUN20.1, Cr1.02　電解質正常
　心電図→心房細動リズム平均 HR 100, ST-T 変化なし
　胸部 XP　CTR 55%

## 記載事項─ＳとＯに区別する方法

### 導　　　入

見通しをよくするため，詳細に入る前にまず全体像と軸を明確にする。

- 年齢，性別，背景，主訴の4つで全体像を要約する。
- 患者側の視点で今回の主題を明確にする，基本的に「医学用語」に置き換える。
- 医師側の視点で今回の診察の目的を明記する，本人が困っていない場合や，本人と周囲の問題意識が異なる場合は特に重要。

### 現　病　歴 ❶

病気が発生してから現在に至るまでの出来事すべてを記載する。

- 経過：診断上最も価値の高い「時間経過」を明確にする。医師が知った順番ではなく患者に起きた順番に並び替える。
- 症状解析：キーとなる症状の特性を詳述。
- 頭からつま先まで，鑑別にかかわる臓器系に絞って記載する。

### 既　往　歴 ❷

生まれてから現在に至るまでの，すでに確定している疾患の情報を網羅する。基本的には，時系列で記載するが，数が多い場合は臓器系，科別に整理したほうが見やすい。

### そ　の　他 ❸

その他の背景情報をまとめる。

- 家族歴：同居家族のほか，血縁者（遺伝性疾患），同居者（生活習慣病），職場の濃厚接触者（感染症）など，聞く範囲を広げる。
- 生活歴：嗜好品（飲酒・喫煙など），生活習慣病（食事・運動，排泄状況など），社会歴（仕事，交友関係，居住地・家屋など）。

### 身体所見 ❹

医療者が，現時点で直接観察した身体診察の結果。

- 全身状態：一目見て受ける印象での重篤感・ABC の評価。
- バイタル：重症度・病態判断に必須。意識（JCS/GCS）→循環（BP/PR）→呼吸（RR/$SpO_2$）→体温（BT）の順番に記載すると病態をイメージしやすい。
- 全身診察：上下・前後，全身所見の順番で，頭頸部→胸部→背部→腹部→腰部→会陰部→四肢→神経系→骨格筋系→血管系，皮膚系など。

### 検査所見 ❺

その時点でわかっている検査結果。

- 検体検査：尿，血算・生化学・凝固・血ガス，感染症検体など。
- 生理検査：心電図（スパイロメトリー，エコー）など。
- 画像検査：単純 XP，CT など。

# 索　　　引

〔執筆者および分担〕（執筆順）

野田雅司（のだまさし）　日本工学院専門学校，東京工科大学
社会保険労務士，衛生工学衛生管理者（序章～第5章）

伊藤敦子（いとうあつこ）　株式会社エヌアイメディカルオフィス（第6章～第7章）

新 医療秘書実務シリーズ　3

三訂 医療情報管理

| 2013年（平成 25 年）　2 月 5 日　初版発行～第 2 刷 |
| 2017年（平成 29 年）10 月 30 日　改訂版発行～第 2 刷 |
| 2021年（令和 3 年）10 月 15 日　三訂版発行 |

編　者　医療秘書教育全国協議会
著　者　野　田　雅　司
　　　　伊　藤　敦　子
発行者　筑　紫　和　男
発行所　株式会社 建帛社
　　　　KENPAKUSHA

〒 112-0011　東京都文京区千石4丁目2番15号
TEL　（03）3944-2611
FAX　（03）3946-4377
https://www.kenpakusha.co.jp/

ISBN 978-4-7679-3739-7　C3047
Ⓒ医療秘書教育全国協議会，2013，2017，2021.
（定価はカバーに表示してあります。）

教文堂／ブロケード
Printed in Japan